BEWEGUNGSTHERAPIE FÜR DIE PSYCHE – BAND 2

RIP® (REFLEX-INTEGRATIONS-PROGRAMM)

Wie Sie eine Diagnose bekommen und mit dem Reflexintegrationsprogramm RIP® selbst behandeln können (ADHS, Tourette-Syndrom, Angststörungen, Autismus, Legasthenie, Dyskalkulie uvm.)

Verlag für Sozialpsychiatrie Dr. med. Ralph Meyers, 2023

INHALTSVERZEICHNIS

1. PROLOG

Warum der Titel „(Über)Leben mit Reflexen" im Band 1 unserer Reihe?

Es stecken mehrere Wahrheiten darin:

1. **Überleben mit Reflexen**, das bedeutet, wir sprechen von kleinhirngesteuerten Reaktionsmustern, die in vorgeburtlicher Entwicklungsphase entwickelt wurden und uns ein Überleben kritischer Phasen erst ermöglichen.
2. **Leben mit Reflexen** mit der Bedeutung, dass viele Menschen – meist ohne es zu wissen – Reflexreaktionen (immer noch aktiv) besitzen, die sich in ihr Leben einmischen und bestimmen und teils viel Leid produzieren, teils Energie kosten, weil sie unterdrückt werden müssen im Alltag.

Aus diesen Erkenntnissen schlussfolgernd halten wir es für wichtig, eine breitere Öffentlichkeit mit der Thematik umfassend bekannt zu machen, damit sie in der täglichen Arbeit mit Klienten und Patienten Berücksichtigung finden kann.

Auch halten wir es für immanent wichtig, dass mehr Ärzte und Therapeuten sowohl in der Diagnostik als auch Therapie geschult sind. Und letztendlich ist es wichtig, die Behandlungstechniken einfach und schnell erlernbar und schulbar zu machen, damit diese Behandlungen Eingang finden in die allgemeinen Leistungen der Krankenversicherung und nicht mehr – wie in den letzten Jahrzehnten – elitär bleiben.

Vorwort zur Ausbildung in RIP®

Die bisherigen Kurse haben gezeigt, dass für alle Teilnehmer*innen die Auseinandersetzung mit dem eigenen Fühlen ein wertvoller Schritt ist, um bei Anderen Veränderungen zu bewirken, ganz gleich, aus welcher beruflichen Perspektive heraus geschaut wird.

Dieses Seminar verändert sich jeweils mit den Teilnehmer*innen und erfährt mit ihnen Zugewinn.

RIP® ist mit jedem Seminar erweitert worden und bleibt sicher auch weiter im Aufbau, immer orientiert an neuen Forschungen und Erkenntnissen.

Bisher fanden sich Menschen zusammen sowohl aus dem medizinischen, als auch pädagogischen Bereich: Ärzte, Psychologen, Psychotherapeuten, Krankengymnasten, Ergotherapeuten, Logopäden, Erzieher, Lehrer, Sozialpädagogen, Sozialarbeiter, Heilpädagogen uvm.

Das Konzept ist bewusst offen und setzt keine Anforderung daran, bereits eine therapeutische Grundqualifikation zu besitzen.

In Kürze können die Schulungen nicht nur in Dorsten, sondern auch in Hamburg, Berlin und Erftstadt (bei Köln) angeboten werden. Die Kontaktadressen finden Sie auf der Website: www.reflexintegrationsprogramm.de

WAS IST RIP®?

Das RIP® (Reflexintegrationprogramm) ist ein Behandlungsprogramm im Rahmen neurophysiologischer Entwicklungsförderung.

Das vorliegende Buch zeigt, wie Ärzte und Therapeuten auf die Persistenz frühkindlicher Reflexe hin untersuchen können, in zeitlich überschaubarem Rahmen.

Daneben dient das Buch auch als Begleitschrift für das von uns angebotene Ausbildungsprogramm RIP.

Das Programm richtet sich an alle Professionen, die sich für die Integration von Körper, Geist und Seele einsetzen, sowohl physiologisch, als auch psychologisch und pädagogisch.

Dieses Buch zielt auf ein besseres Körperbewusstsein ab, im Körper zu Hause sein und die Selbstregulation dahingehend stärken, ist das Ziel.

Die Grundstruktur des Buches, der Aufbau von Bewegungsfolgen orientiert sich an der Entwicklungsgeschichte des Menschen.

Das existentielle Bedürfnis nach Sicherheit, mit den Aufträgen aus den frühkindlichen Reflexen, durchzieht die Thematik des Buches.

Die Natur hat gut vorgesorgt, in dem sie uns autonome Reaktionsmuster mitgegeben hat, über die unser Leben und Überleben gesichert ist. Das kindliche Gehirn braucht für seine Entwicklung Anregung durch Sinneseindrücke, damit die Nervenzellen sich vernetzen. Besonders wichtig ist dabei die Stimulation des Gleichgewichts und der Berührung und das in Bewegung und in Sicherheit.

Jede Bewegung und die daraus mögliche Folge wird über Reflexmuster erst möglich, sie wird für einen überschaubaren Zeitraum zum Erlernen benötigt. In der Wiederholung findet dann die jeweilige Hirnreifung statt, mit der sich entwickelnden bewussten Bewegungssteuerung.

Bei einer fehlerhaften Hirnreifung lässt sich in Anlehnung an die natürliche Bewegungsentwicklung mit rhythmischen Bewegungen und mit zum Reaktionsmuster der Reflexe passenden Bewegungsfolgen eine Nachreifung des Gehirns erreichen.

RIP bietet an, Bewegungszusammenhänge und Bewegungsfolgen zu erkennen und erspüren. In der ritualisierten Widerholung findet die gewünschte Abspeicherung statt.

2.KOPFTRAGEKUNST IN AFRIKA

Es ist manchmal hilfreich, die Dinge auf den Kopf zu stellen,

um sie mit neuen Augen sehen zu können

Lasten auf dem Kopf zu tragen ist bequem, man hat die Hände frei und stärkt gleichzeitig Nacken und Rückenmuskeln, schon die Kinder in Afrika erlernen früh, kaum wenn sie laufen können, diese Kunst, durch Nachahmung als festen Bestandteil ihres Lebens.

......alles auf den Kopf stellen

Synonym für: etwas gründlich durchsuchen, durcheinanderbringen, austauschen

Unser Kopf ist immer im Einsatz, durch viele verschiedene Nackenmuskeln können wir den Kopf in der Regel mit Leichtigkeit in die Richtung bewegen, in die unser Interesse sich richtet. Der Körper folgt dann automatisch der Kopfbewegung. Sind alle Nackenmuskeln locker und frei beweglich, befindet sich der Schwerpunkt des Kopfes direkt über dem Schwerpunkt des Körpers, so ist der Kopf in seiner Idealhaltung. Der Mensch reagiert immer ganzheitlich, deshalb führt ein Abweichen der Idealhaltung zu Fehlern in der Körperhaltung, der gesamten Aufrichtung. Das heißt aber auch, dass alles, was nicht im Lot ist, jede Fehlhaltung, mit dauernd angespannten Muskeln gegen den Zug der Schwerkraft gehalten werden muss. In der Idealhaltung müssen wir gar nichts halten. Wenn der Körper im Lot ist, brauchen wir nur eine geringe Grundspannung, aus der wir uns ausbalanciert bewegen können.

Diese körperliche Erfahrung ist die Basis für unsere Wahrnehmung, für unsere Fähigkeit, den Körper mit unseren Sinnen zu begreifen, zu erspüren, wie wir uns bewegen.

In den Kapiteln des vorliegenden Buches geht es um den Zusammenhang von Wahrnehmung und Bewegung, bewusst geplanten und unbewusst unwillkürlichen Bewegungen. Es geht um den Moment, in dem der Körper reagieren muss, die Einschätzung der Reaktion in dem Moment, im Alltag.

Veränderungen beginnen im Ungleichgewicht.

Den Kopf in den Nacken zu legen, die Schultern hochzuziehen sind typische Reaktionen auf Stress. Als Schutz vor Nackenschlägen reagiert der Mensch auf tatsächliche oder erwartete Angriffe.

Bei einer guten Aufrichtung, gut ausbalanciert, sollte es auch möglich sein, ein Buch auf dem Kopf zu tragen, dieses einfache Mittel gibt am Ende eines Prozesses guter Bewusstwerdung der gesamten Aufrichtung **Rückmeldung über Körperhaltung und Reflexintegration.**

Lebenssituationen, in denen man sich durchs Leben beißen muss, oder die Zähne zusammenbeißen soll, führen oft zu starken Spannungen im Kiefergelenk und in den Kiefermuskeln. Aber auch körperliche Veränderungen können Blockaden und Spannungen im Kiefergelenk verursachen wie z.B.: Entfernen eines Zahnes, Zahnfüllungen, Zahn- und Kieferregulierungen.

Der Kiefer hat eine enge Verbindung zum Körper. Das Kiefergelenk ist über die Schädelknochen und somit über die Hirnhaut mit dem gesamten Wirbelkanal verbunden und beeinflusst damit sowohl das Skelett, als auch Muskulatur und Nerven. Im Körper hängt alles zusammen.

Ursachen von Kieferproblemen können Stressreaktionen, Fehlhaltungen und Gewohnheiten sein.

Mehr als 30% aller motorischen Nerven sind mit dem Kiefergelenk verbunden, so können gelöste Spannungen im Kiefergelenk eine Entspannung im ganzen Körper bewirken.

Häufig führen emotionale und körperliche Belastungen gleichermaßen zu Verspannungen, sowohl des Kiefers, als auch der Nackenmuskulatur.

Bei Rückzugsverhalten, unter Druck stehend, zieht man den Kopf ein und den Kiefer zurück, die Zähne werden aufeinandergebissen. Auch in Selbstbehauptungssituationen werden die Zähne zusammengebissen.

Aus Gewohnheit pressen viele Menschen ständig oder in besonderen Situationen aktiv die Kiefer aufeinander, andere wiederum passiv und auch im Schlaf.

Mit einer Verbesserung des Körperbewusstseins lässt sich an dieser Situation etwas verändern.

Jede Körperfehlhaltung, in der der Körper von der Lotrechten abweicht, wirkt sich auf die Kopfstellung und damit auch auf die Kieferstellung aus.

Insbesondere führt eine dauernde Vorbeuge, in einer typischen Schildkrötenhaltung, zu einer Kieferfehlstellung. Eine Schiefhaltung, bedingt durch ein asymmetrisches Aufrichtemuster, führt zu einer Verschiebung im Biss und kann so weitreichende Auswirkungen haben.

Stressreaktionen und Kiefersymptome stehen im direkten Zusammenhang.

3. FORTBESTEHENDE FRÜHKINDLICHE (PRIMITIVE) REFLEXE ALS MÖGLICHE URSACHE VON LERN- UND VERHALTENSPROBLEMEN

Mittlerweile weist die Forschungslage zur kindlichen Entwicklung eindeutig darauf hin, dass die Anfänge für Störungen der Wahrnehmung, der Motorik, des Verhaltens und des Lernens bei einem Individuum zu einem recht frühen Zeitpunkt seiner Entwicklung zu suchen sind.

Dies bedeutet, dass neben der genetischen Veranlagung die Umstände, unter denen ein Kind die Zeit im Mutterleib verbrachte und die Art und Weise, wie es auf die Welt kam, die weitere Entwicklung eines Kindes entscheidend mitprägen können.

Ein großer Teil der vorgeburtlichen Gehirnentwicklung wird von der auf Hirnstamm- und Rückenmarksebene durch Reflexe gesteuerten Motorik bestimmt.

Diese Reflexe bilden sich bereits ab der 9. Schwangerschaftswoche (MORO) und sind bereits in der 15. – 18- Schwangerschaftswoche voll ausgereift.

AUFGABE DER REFLEXE WÄHREND DER SCHWANGERSCHAFT:

Die Reflexe geben dem noch Ungeborenen Fähigkeiten, sich zu bewegen und bei Belastungen zum Schutz des eigenen Lebens beizutragen.
Überlebensreflexe setzen sich unabdingbar durch, wenn sie ausgelöst worden sind.

Und in der Schwangerschaft können viele ernsthafte, schädigende Ereignisse eintreten, von denen hier nur einige wenige aufgezählt werden:

- Zwischenblutungen (häufig im 1. Drittel der Schwangerschaft)
- Unfälle der werdenden Mutter (Treppensturz, Autounfall, ein Tritt in den Bauch...)
- Operationen der Schwangeren
- Massive Stoffwechselentgleisungen (z.B. bei Schwangerschaftsdiabetes)
- Infektionskrankheiten
- Blutdruckkrisen
- Schilddrüsenfehlfunktionen
- Psychischer Stress
- Körperlicher Stress
- Vorzeitige Wehentätigkeit und Einsatz von Wehenhemmern über längere Zeit
- Verlängerter Geburtsverlauf und Einsatz von Wehen auslösenden Mitteln über mehrere Tage
- Kaiserschnittgeburt

Das heisst, mit den meisten der oben genannten Stressfaktoren kann das noch Ungeborene fertig werden, diese potentiell schädigenden oder sogar tödlichen Gefahren abwenden für sich.

Und dafür muss es (lediglich) die schon ausgebildeten Reflexe aktivieren.

PERIPARTALE (KURZ VOR UND WÄHREND DER GEBURT) AUFGABE DER REFLEXE:

Die nächste vorprogrammierte Aufgabe im Zusammenspiel dieser Reflexe besteht sowohl in der Geburtsvorbereitung (Drehung in die richtige (Schädel-) Lage und dann, während des Geburtsprozesses selbst, die Mithilfe des Babys, um sich durch den Geburtskanal zu winden und damit die (natürliche) Geburt erst möglich zu machen (ATNR). Als Überlebensreflexe sind sie ferner zentral daran beteiligt, dass das noch Ungeborene die Kompression der Nabelschnur während einer Presswehe unbeschadet überlebt (ATNR).

Auch das ist also eine Vorsichtsmaßnahme der Natur: das Baby kommt nur unter eigenem Einsatz durch den Geburtskanal und „kann nicht einfach herausfallen“.

Auch der erste Atemzug und Schrei sind Reflex getriggert (MORO) und somit überlebenswichtig.

NACHGEBURTLICHE AUFGABE DER REFLEXE

Ähnlich wie während der Schwangerschaft und bei der Geburt, ist die vorrangige Aufgabe der Reflexe in ihrem Zusammenspiel, das Überleben des Säuglings zu gewährleisten.

So gibt es den Saugreflex, damit das Baby sofort nach der Geburt in der Lage ist, sich Nahrung zu beschaffen.

Oder beispielsweise die Fähigkeit, sich umzudrehen (ATNR), wenn das Baby auf dem Bauch liegt und keine Luft bekommt als angeborene Fähigkeit, den plötzlichen Kindstod zu verhindern.

Mit der weiteren nachgeburtlichen Ausreifung des Gehirns sollten dann die Bewegungsmuster des Kindes nicht mehr stereotype Reaktionen auf einen auslösenden Stimulus (Reiz) sein, sondern sich differenzierter auf die jeweiligen Umwelterfahrungen ausrichten.

Mit der Herausbildung der Halte- und Stellreaktionen, die die Grundlage für die notwendige automatisch ablaufende Kontrolle über Gleichgewicht und Körperhaltung und die Entwicklung eines zunehmenden Repertoires an von höheren Hirnzentren willkürlich gesteuerten Bewegungen bilden, sollten dann die primitiven Reflexe ihre Schuldigkeit getan und im Laufe des ersten Lebenshalbjahres nach und nach gehemmt bzw. integriert werden.

WAS PASSIERT, WENN ES IN DER SCHWANGERSCHAFT PROBLEME GAB, DER GEBURTSVERLAUF PROTRAHIERT (VERLÄNGERT) WAR ODER EINE NACHGEBURTLICHE AKTIVIERUNG DER REFLEXE STATTGEFUNDEN HAT?

Die zunächst notwendigen Überlebensreflexe löschen sich nicht vollständig und beginnen, die weitere Reifung und Entwicklung des Kindes zu behindern.

Sie bedingen in der Praxis zumindest mit:

- Affektlabilität (Gefühlsschwankungen)
- Konzentrationsdefizite
- Koordinationsstörungen
- Einnässen oder Einkoten
- Stressausgelöste und verstärkte Störungen

Hierzu zwei Tabellen aus einem Aufsatz des Kinderarztes, Dr. Karsten Queißer:

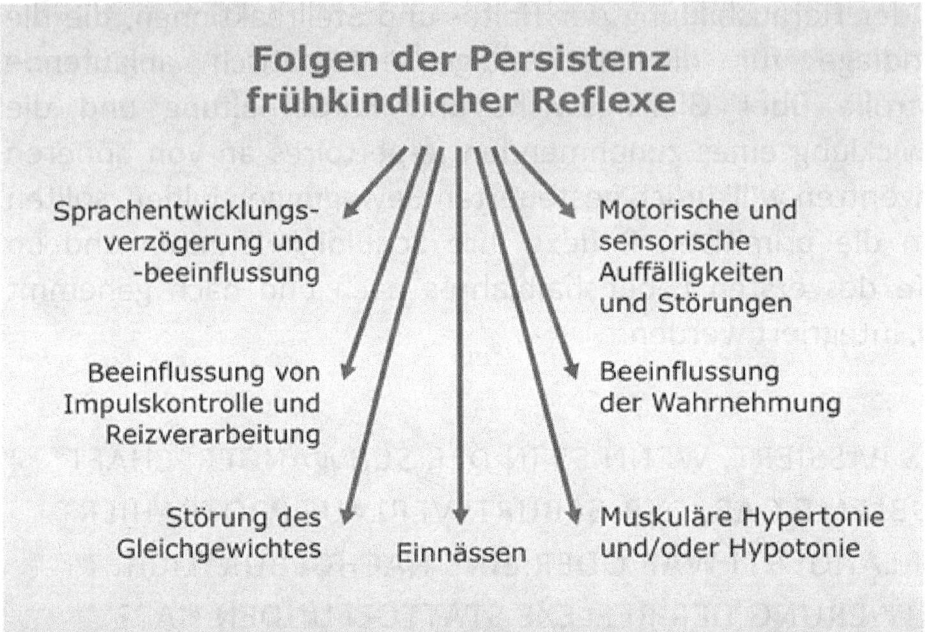

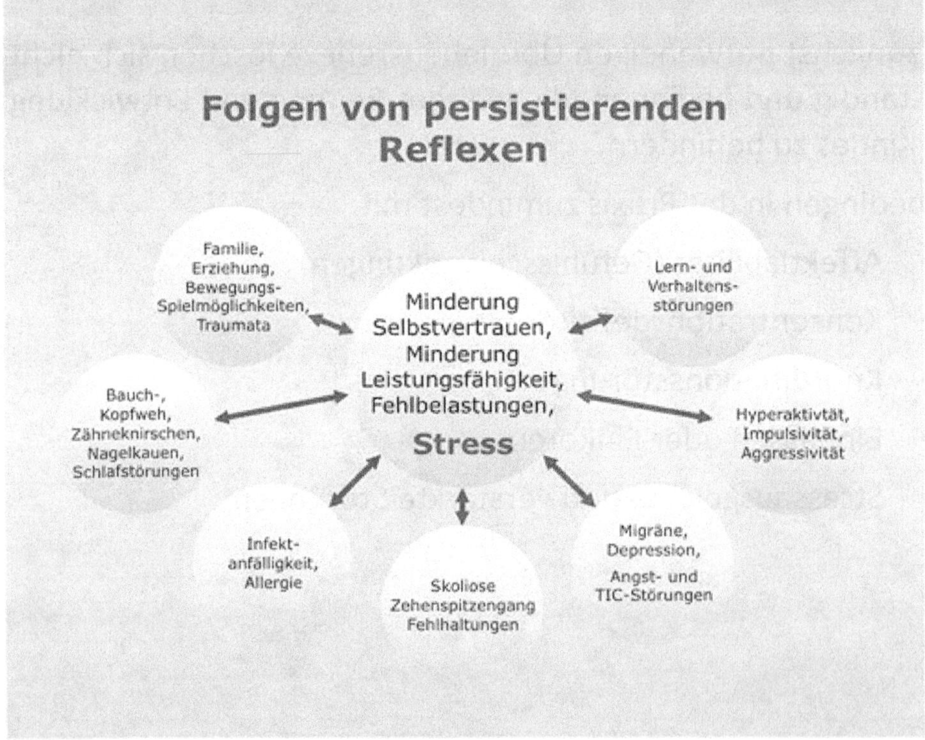

WARUM IST DIE ERFASSUNG DER FRÜHKINDLICHEN RESTREFLEXE IN DER PRAXIS SO WICHTIG?

Viele Erkrankungsbilder, mit denen Familien mit ihren Kindern und auch Erwachsene uns aufsuchen, haben Wahrnehmungsstörungen, Konzentrationsdefizite oder affektive Auffälligkeiten zum Inhalt.

Es wäre im Rahmen einer ganzheitlichen Diagnostik und Therapie sträflich, mögliche Reflexeinflüsse zu übersehen, denn dadurch würde der Erfolg einer Behandlung verschlechtert bzw. manchmal ganz in Frage gestellt:

Was genau könnte passieren?

- Bei Aufmerksamkeitsstörungen könnte es geschehen, dass zu früh und zu hoch dosiert Medikamente eingesetzt werden, denn um wirksam zu sein muss das Medikament im Fall des Falles gegen den Reflex arbeiten. Was dabei herauskommt nennen die Forschungen eine Nichtansprechensquote auf ein Medikament und diese wird momentan mit 30% angesetzt.
- Bei Impulsivität (dominanter MORO-Reflex) würden möglicherweise unnötigerweise Neuroleptika eingesetzt oder entsprechend höher dosiert mit der Möglichkeit von Nebenwirkungen
- Bei Angststörungen (dominanter ATNR) könnte möglicherweise eine Psychotherapie – auch über Jahre durchgeführt – unwirksam sein.

Wir müssen uns das so vorstellen, dass unser Körper durch Ereignisse vor, während oder kurz nach der Geburt gelernt hat, dass lebensbedrohliche Ereignisse eingetreten sind und er nur durch den Einsatz seines Alarm- und Lebensrettungssystems überleben konnte.

Können wir uns vorstellen, wie es wäre in einem Land zu leben, in dem Bombenanschläge, der Einmarsch von Truppen oder Naturkatastrophen, wo Einbrüche und Plünderungen, wo Erschießungen auf offener Straße zum Alltag gehören? Nein?

Wir wären in einem ständigen Alarmzustand.

Wir würden um den Preis unserer Sicherheit in Kauf nehmen, dass uns unsere Vorsichtsmaßnahmen selbst einschränken. Das Überleben ist ja das Wichtigste überhaupt.

Oder: Stellen Sie sich vor, der Einbruchalarm geht los und die Polizei wird benachrichtigt, nur weil Sie unvorsichtigerweise den Bewegungsmelder zwischen Wohnzimmer und Bad selbst ausgelöst haben. Nach dem dritten Mal regieren die Helfer sicherlich unwirsch.

Sie müssen viele Unannehmlichkeiten aushalten, aber... Sie sind sicher und überleben!

Und in genauso einem permanenten Alarmzustand befinden Sie sich oder Ihr Kind, wenn diese Reflexe sich nicht ausreichend integriert haben (d.h. vom Alarmzustand 100% auf mindestens 25% herunter gegangen sind).

Bei völlig unproblematischem Schwangerschafts- und Geburtsverlauf ist diese Integration bis zum Ende des ersten Lebensjahres bereits abgeschlossen. Von pathologisch restaktiven frühkindlichen Reflexen sprechen wir, wenn deren Aktivität über 25% liegt und auch noch nach dem 4,5. Lebensjahr nachweisbar sind.

Und je nachdem, welcher Auslöser vorhanden war, gibt es eine individuelle Verteilung der noch restaktiven Reflexe, die die Handlungsmuster später im Alltag beeinflussen.

Ganz allgemein gilt: Betroffene versuchen über ein großes Mass an Kontrolle äußerer Abläufe die unabsichtliche Auslösung des (Reflex-)Alarms zu vermeiden.

„Ich will bestimmen, was und wie wir es machen."

„Ich mag Rituale und feste Abläufe aber keine spontanen Überraschungen."

„Ich will bestimmen, was ich esse oder anziehe."

„Ich mag keine zarte Berührung."

„Ich mag bestimme Konsistenzen von Nahrung nicht im Mund haben.

Ich bin überempfindlich gegen Geräusche oder bestimmte Geschmacksrichtungen oder Gerüche."

„Ich mag keine Berührungen von hinten."

Man könnte hier noch mehr Beispiele anführen, aber ich bin sicher, dass einige Leser jetzt schon besondere Verhaltensweisen ihrer Kinder oder ihrer selbst in einem neuen Licht sehen werden.

4. LEBEN IST BEWEGUNG

Leben ist Bewegung. Bewegen und Bewegt-Werden. Leben ohne Bewegung ist undenkbar. Von Anfang an ist der Mensch auf Bewegung angewiesen, um sich die Welt zu erobern und sich den ständig wechselnden Lebensbedingungen anzupassen. Bewegung und Lernen gehören zusammen, beginnend schon früh im Mutterleib und endend mit dem Tod. Erst durch die Bewegung entstehen die für das Denken notwendigen Nervenverbindungen, entwickeln sich die Sinne.

Selbst im Sitz, in scheinbarer Bewegungslosigkeit, ist der ganze Körper in Bewegung, das feine Zusammenspiel der Muskulatur sorgt für das Gleichgewicht. Ohne diese Bewegungen würde der Körper dem Zug der Schwerkraft nicht standhalten. Bewegung ist Anspannung und Entspannung zugleich.

Regelmäßige Bewegungen führen zu einer Anpassung (Feedbackschleife). Die Natur soll ihren Lauf nehmen und das Feedback liefern. Der ursprüngliche Weg zur Balance führt durch die Basisbewegungen, mit sicheren und unsicheren Positionen. Im Ungleichgewicht findet Veränderung statt und das Feedback zum Gehirn läuft. Der Weg bis zum sicheren Stand geht über:

Liegen in Bauch und Rückenlage,

Drehen, Rollen,

Kriechen-Krabbeln

Sitzen

Stehen-Gehen (Gehen ist ein verhinderter Fall - Bedingung ist der Einbeinstand)

Ein Kind lernt im Laufe seiner Entwicklung nicht nur, sich auf den Bauch zu drehen, zu krabbeln, zu sitzen oder zu stehen, sondern es lernt auch das Lernen.

Es lernt über Ausprobieren, Schwierigkeiten zu überwinden. Dem eigenen Bedürfnis folgend, lernt das Kind, sich anzustrengen und es erlebt, dass sich Anstrengung lohnt, solange es nicht vorzeitig durch das Eingreifen des Erwachsenen um den Erfolg gebracht wird.

Die Geduld, den richtigen Zeitpunkt abzuwarten, wann ein Kind Unterstützung und Hilfe benötigt, diese Geduld setzt ein Verständnis der Bewegungsentwicklung voraus.

Es ist nicht einfach, eine sich anbahnende Fehlentwicklung zu erkennen, im richtigen Moment Dinge geschehen zu lassen und bei echter Notwendigkeit eine Veränderung herbeizuführen.

Schon kleine Abweichungen vom genetisch festgelegten Aufrichtungsprozess können sich in der nachfolgenden Entwicklung und im Lernverhalten bemerkbar machen.

Die einzelnen Schritte der Bewegungsentwicklung sind festgelegt und über frühe, (primitive) Reflexe gesteuert. Sie folgen einer aufbauenden Reihenfolge mit dem Ziel der Aufrichtung. Jede Entwicklungsstufe ist dabei die Grundlage der darauffolgenden.

Es ist wesentlich, dafür zu sorgen, dass die frühkindlichen Reflexe im ersten Lebensjahr die Chance erhalten, regelrecht integriert zu werden, um dem Menschen einen möglichst guten Start ins Leben zu ermöglichen.

Die Grundlage für alle nachfolgenden Reflexe haben ihren Auftrag intrauterin, sie sind wichtig und richtig, sie ermöglichen Bewegung und damit Entwicklung, sie dienen dem Wachstum und Überleben. Das weitere Ziel ist jeweils nach getaner Arbeit die Transformation in eine reife Reaktion, sie wirken sonst ein Leben lang fort.

Beugen und Strecken sind die Bewegungen, die in der Abfolge schon intrauterin genutzt werden, ebenso die Rotation um die Körperlängsachse.

5.FRÜHKINDLICHE REFLEXE

5.1 MORO REAKTION

Er ist eine unwillkürliche, nicht kontrollierbare, weil vom Hirnstamm ausgelöste Reaktion auf einen plötzlich auftretenden Reiz, in der Neugeborenenzeit zumeist ausgelöst durch eine plötzliche Veränderung der Kopfposition in Bezug auf den Rumpf oder auch durch ein plötzliches Geräusch. Die motorische Aktion des Moro Reflexes besteht aus einer Abfolge schneller Bewegungen: Zunächst werden die Arme und Beine in symmetrischer Abduktion vom Körper wegbewegt, wobei der Säugling heftig einatmet. Nach kurzem Erstarren werden Arme und Beine einer Umklammerungsbewegung gleich wieder an den Körper herangeführt und das Baby atmet aus, häufig begleitet von einem Schrei.

Neben dieser motorischen Aktion treten aber auch folgende hoch signifikante Begleiterscheinungen auf: Durch das Freisetzen der Stresshormone Adrenalin und Cortisol wird das sympathische Nervensystem und damit die Kampf- oder Fluchtbereitschaft aktiviert. Damit verbunden ist ein Anstieg der Atemfrequenz, Beschleunigung des Herzschlags, Anstieg des Blutdrucks und Rötung der Haut.

So können Kinder und auch Erwachsene seelisch und körperlich ständig an der Schwelle zu Kampf- oder Fluchtreaktionen und damit immer in Alarmbereitschaft sein. Die durch die Aktivierung des sympathischen Nervensystems erfolgende erhöhte Wahrnehmungsfähigkeit und Sensibilität lässt sie zwar auf der einen Seite phantasievoll und einfühlsam werden, doch andererseits lösen unbekannte, überraschende Sinneseindrücke und Situationen immer wieder unreife, dem Anlass nicht angemessene Überreaktionen aus. Um mit der unberechenbaren Umwelt fertig zu werden, neigen sie häufig dazu, Situationen kontrollieren oder manipulieren zu wollen, sei es durch Aggressivität oder auch durch ängstlichen Rückzug.

Fallbeispiel Anton*:

Anton ist 9 Jahr alt und schwerhörig. Er geht auf eine Förderschule für Hörgeschädigte in Klasse 3.

Er geht gerne, fühlt sich akzeptiert und hat abgesehen von leichten Konzentrationsproblemen und einem verschwindend geringen Artikulationsproblem (er spricht nicht alle Worte ganz präzise aus) keine Probleme, denn er ist mit einem Hörgerät versorgt, das sein Handicap, schlecht zu hören, beseitigt, wenn er es trägt.

Anton fühlt sich wohl in seiner Klasse und mag auch seine Klassenlehrerin sehr gerne.

Heute waren alle auf einem Ausflug ins Grüne. Alle haben an einem kleinen Bachlauf gespielt und haben, damit die Hörgeräte nicht nass werden, diese vorher auf einem Tisch abgelegt.

Alle sind glücklich und spielen und plantschen im Wasser.

Dann kommt die Lehrerin und signalisiert ihnen, dass das Spiel zu Ende ist und alle sollen jetzt wieder vom Bach durch das kleine Ufergebüsch zurück zum Tisch gehen und sich ihre Hörgeräte wieder einsetzen.

Auch Anton folgt dieser Aufforderung. Er geht durch Laub und Gebüsch in Richtung Tisch. Seine Lehrerin geht direkt hinter ihm.

Und da liegt ein etwas dickerer Ast auf der Erde. Anton könnte stolpern. Und die Lehrerin, die ihn nicht ansprechen kann, denn er würde sie ja nicht hören, möchte ihn warnen, damit er nicht stolpert.

Sie fasst ihn von seitlich hinten an die Schulter, um seine Aufmerksamkeit zu bekommen.

Doch sie rechnet nicht damit, dass sie genau dadurch Antons MORO Reflex auslöst: Seine Arme schlagen aus, die Nase der Lehrerin ist gebrochen.

Anton weiß gar nicht, warum er das gemacht hat, es tut ihm so leid, als er sich nach einigen Minuten wieder beruhigt hat...

*aus meinem Buch „ADS ist heilbar“, GTVH 2019

5.2. DER ASYMMETRISCH TONISCHE NACKENREFLEX (ATNR)

Dieser Reflex, der im deutschen Sprachraum in seiner nicht-pathologischen Ausprägung bevorzugt „Fechterhaltung" genannt wird, beginnt sich ungefähr in der achtzehnten Schwangerschaftswoche herauszubilden, etwa zu derselben Zeit, zu der die Schwangere die Bewegungen ihres Kindes zum ersten Mal spürt.
Wenn das Baby den Kopf zu einer Seite dreht, strecken sich

Arm und Bein zur selben Seite, während sie sich auf der anderen Seite beugen. Diese Bewegung sollte im Verlauf der Schwangerschaft an Stärke zunehmen und damit die Bewegungsentwicklung, besonders Drehbewegungen im engen Raum der Gebärmutter, und den Aufbau von Muskeltonus vorantreiben.

Er wird aktiviert, wenn die Sauerstoffversorgung des Ungeborenen beeinträchtigt wird, z.B. durch eine Kompression der Nabelschnur.

Es ist vor allem der ATNR, der zusammen mit anderen Reflexen den Geburtsprozess unterstützt. Beim Voranschreiten der Wehen wird das Baby nicht nur durch die Wirkung der Kontraktionen langsam durch den Geburtskanal gedrückt. Damit sich der größte Teil des Babys den entsprechenden Teilen des mütterlichen Beckens anpasst, muss das Baby eine Reihe von Drehungen durchführen, so dass es in einer langsamen Spirale den Geburtskanal hinunter wandert. Diese Drehungen sind notwendig, um dem Baby den Weg durch das im Verhältnis zu seinem Kopf enge mütterliche Becken zu erleichtern. Der ATNR hilft dem Baby genau dabei, indem er Schultern und Hüften beweglich macht, wenn Druck auf den Nacken ausgeübt wird.

Der ATNR ist verantwortlich für die Hand-Augen-Koordination, für das Scharfstellen der Augen zur Fokussierung.

Integriert der ATNR nicht vollständig, kommen bei Auslösung durch Kopfdrehungen sämtliche Streckmuskeln vom Kopf bis zu den Füssen auf der Gesichtsseite in einen Hypertonus, auf der Hinterkopfseite sind die Beugemuskeln in einem Hypotonus.

Das führt dazu, dass die Körpermitte nicht erfahren wird, die vertikale Körpermittellinie kann nicht gekreuzt werden.

Ein persistierender ATNR kann Auslöser sein für Angstreaktionen, die für den ungeübten Beobachter nicht situationsadäquat erscheinen, er kann Augenfolgebewegungen beeinträchtigen und somit an Lese- und Rechtschreibstörungen beteiligt sein oder er kann beispielsweise beim Autofahren Übelkeit und Schwindel auslösen.

Fallbeispiel Amelie*:

Amelie ist 14 Jahre alt und noch in der Diagnostikphase bei uns in der Praxis.

Sie kommt wegen Angst- und Panikzuständen, die ihr in letzter Zeit immer mehr Probleme machen. Sie zieht sich zurück, hat kaum noch Freundschaften, zweifelt an sich selbst, hat sich jetzt auch einige Male selbst verletzt.

Heute sollen die frühkindlichen Reflexe bei ihr überprüft werden, denn das gehört bei uns zur Standarduntersuchung bei allen Kindern und Jugendlichen, die zu uns in die Praxis kommen.

Die erfahrene Bewegungstherapeutin bittet sie, sich auf ein Rollbrett zu stellen. Der Stand ist sicher, sie hat kein Problem damit. Die Therapeutin stellt sich nun vor Amelie hin, fasst sie an beiden Schultern und dreht sie in einer flüssigen Bewegung um 180°.

Keiner hat jetzt mit einer so starken Reaktion gerechnet: Amelie bekommt schlagartig eine Panikattacke, ihr Kreislauf bricht zusammen, sie ist kreidebleich und sackt auf den Boden.

Jetzt werde ich gerufen aus dem Sprechzimmer nebenan, um erste Hilfe zu leisten. Es dauert knapp 15 Minuten, bis sich der Kreislauf wieder stabilisiert hat und die Panik abgeflaut ist.

Sie berichtet, es werde ihr auch beim Autofahren schnell schlecht und sie vermeide im Allgemeinen schnelle Bewegungen…

Ja, wenn wir vorher gewusst hätten, dass ihr ATNR noch zu 100% aktiv ist…

*aus meinem Buch „ADS ist heilbar", GTVH 2019

5.3.DER SPINALE GALANT

Der Spinale Galant Reflex wird rechts und links der Wirbelsäule ausgelöst, indem man von dem unteren Schulterblattwinkel zum Becken streicht. Er bewirkt eine Rotation (Drehung) und Lateralflexion (Seitwärtsbeugung) des gleichseitigen Beckens. Der Spinale Galant Reflex ermöglicht ein frühes Bewegen der Becken- und Hüftregion und erleichtert die Geburt.

Er sollte spätestens im 9. Lebensmonat gehemmt sein. Wenn er persistiert, sind die Kinder an Rücken und Becken überempfindlich.

Mögliche durch Persistenz ausgelöste Symptome:

- Vermehrter Bewegungsdrang
- Konzentrationsprobleme
- Schlechtere Blasenkontrolle (Einnässen)
- Verdauungsstörungen (z.B. Verstopfung/Obstipation)
- Reiseübelkeit
- Schlaffer Muskeltonus (Hypotonie)

5.4. SYMMETRISCH TONISCHER NACKENREFLEX (STNR)

Bei Flexion (Beugung) des Kopfes werden unter dem STNR die Arme gebeugt und die Beine gestreckt und bei Extension des Kopfes kehren sich die Tonusverhältnisse um (Spannungsverlust).

Der Symmetrisch Tonische Nackenreflex (STNR) wird in zwei Positionen aktiviert, in der Beugung und Streckung. Beim gebeugten Kopf werden die Arme auch gebeugt und die Beine gestreckt, umgekehrt werden die Beine gebeugt und der Kopf gestreckt, die Kopfbewegung löst das Reflexmuster aus. Der STNR schafft den Übergang von der statischen Lage zum Krabbeln mit Überkreuzbewegungen., ist der Reflex später noch latent vorhanden, so kommen bei einer Nackenstreckung sämtliche Beugemuskeln des Beckens, der Hüfte und der Beine rein reflektorisch in einen Hypertonus.

Mögliche durch Persistenz ausgelöste Symptome:

- Muskelhypotonie
- Probleme der Augenfolgebewegung (Verlust der Zeile)
- Hyperaktivität
- Langsamkeit beim Schreiben/Abschreiben
- Konzentrationsprobleme
- Verspannungen in Nacken-Schulter-Bereich

5.5. TONISCHER LABYRINTH-REFLEX (TLR)

Der Tonische Labyrinth-Reflex geht vom Labyrinth aus und reagiert in Rückenlage auf Lageveränderungen des Kopfes nach vorne und zurück. Wird der Kopf nach hinten bewegt, erfolgt eine Streckung des ganzen Körpers. Bewegt sich der Kopf nach vorne, gerät der Körper in eine Beugehaltung. Die Beugehaltung wird benötigt für die reife Geburtslage, der TLR rückwärts ist notwendig und wird dann auch voll ausgereift bei dem Austritt aus dem Geburtskanal. Der TLR vorwärts sollte im 3. Lebensmonat gehemmt sein und der TLR rückwärts erst später mit ca. dreieinhalb Jahren.

Mögliche durch Persistenz ausgelöste Symptome:

Der vestibulo-okuläre Reflexbogen ist nur ungenügend ausgebildet, da kein reifes Gleichgewichtsverhalten möglich ist. Bei Lageveränderungen oder bei Bewegungen des Kopfes tritt ständig der TLR in Erscheinung. Die Gleichgewichtsreaktionen können nicht automatisiert werden. Dies erfordert von dem Kind ein ständiges Ankämpfen gegen einen Tonusverlust bei Flexion (Beugung) des Kopfes oder eine Tonuserhöhung bei Extension (Streckung) des Kopfes.
Für das Kind bedeutet dies eine enorme Anstrengung im Alltag mit erhöhtem Energieverbrauch. Es sind andauernde Gleichgewichtsreaktionen von Nöten, wo andere Kinder ohne große Anstrengung bestehen.
Diese Kinder zeigen häufig einen hohen Muskeltonus in der kurzen Nackenmuskulatur und fixieren ihre oberen Kopfgelenke in Extension (Streckung).

Die BWS (Brustwirbelsäule) ist als Ausgleich in einer kyphotischen (gebeugten) Haltung und vor allem in der oberen BWS sehr fest. Die Knie werden in Extension gedrückt und überstreckt, was Auswirkungen auf die LWS (Lendenwirbelsäule) hat. Die Lordose der LWS sitzt sehr tief bei L5/S1 und führt hier zu einer Überlastung. Die Bauchmuskeln sind tonusbedingt zu schwach aufgrund des TLR und können der starken LWS- Lordose nicht entgegenwirken.
Das Becken und der Kopf können sich nicht frei bewegen. Dies

vermindert die Körper- und Raumwahrnehmung und die Kinder haben eine schlechtere Orientierung.

5.6. ZUSAMMENFASSEND LÄSST SICH SAGEN

Diese primitiven Reflexe sollten in den ersten 12 Lebensmonaten des Kindes gehemmt werden. Das geschieht über Nervenbahnen höherer Hirnzentren. Im Mittelhirn entstehen die Halte- und Stellreaktionen mit Kopfstellreflex, Rollreflex und Stützreaktionen.

Die Hemmung entsteht, in dem das Kind die Möglichkeit hat, sich frei zu bewegen. Es entsteht dadurch ein Bewusstsein für den eigenen Körper und den Raum, in dem es sich befindet.

Mit dem Bewusstsein entsteht auch ein Bild über die Körperfunktionen, ein Bewegungsbild.

Anfangs sind die Bewegungen noch unbewusst und zufällig, das Kind nimmt über den taktilen Reiz wahr und es findet durch die Wiederholung Lernen statt.

Der Reizursprung für die Aufrichtung des Körpers gegen den Zug der Schwerkraft liegt in den Dehnungsrezeptoren der Nackenmuskulatur und im Gleichgewichtsorgan.

Hier liegen die Grundinformationen über unsere Bewegungen, mit ihrer Hilfe werden Haltung, Muskelspannung, Kraftmass und die Stellung von Muskeln, Sehnen und Gelenken zueinander unablässig überwacht.

Das Gleichgewicht ist für die Aufrechthaltung des Körpers und die Orientierung im Raum verantwortlich und befähigt den Körper Beschleunigungen und Rotationen wahrzunehmen und sich darauf einzustellen.

Diese Funktion arbeitet schon beim Fötus.

Die Wahrnehmung von Lage, Kraft und Bewegung insgesamt erfolgt im ZNS durch komplexe Kombination der einzelnen Komponenten der Tiefensensibilität, die über Rückenmark, bzw. Hirnnerven an das Gehirn geleitet wird.

Lernen findet immer im Ungleichgewicht statt, in der Abweichung, Drehungen sind auch Standpunktveränderungen, also wichtig, um neue Wege gehen zu können.

Das Gleichgewicht zu erspüren geht über das Balancieren, die Balance mit der Frage: wie viel Kraft setze ich ein, um die Balance zwischen der Schwerkraft, die ständig am Körper zieht und der nötigen Muskelkraft zu halten, wann komme ich an die Grenze zum Fall?

Um wirksam zu sein, sollten Aktivitäten immer in einer Art Selbstinduktion geschehen, da das Erreichte den Antrieb zu weiterem enthält.

Die Eigendynamik des Körpers verursacht viel emotionalen Stress und kann zu einer niedrigen Frustrationstoleranz führen.

Bei nicht voll integriertem Reflex sind mangelnde Blasenkontrolle und Verdauungsstörungen möglich, und eine starke Sitzunruhe, die schon durch Reiben mit dem Rücken an Kleidung oder einer Stuhllehne ausgelöst werden kann.

EXKURS: ILEO-PSOAS-MUSKEL BEI STRESS

Die Psoas-Muskulatur spielt bei Stress eine zentrale Rolle, er wird auch „Muskel der Seele“ genannt.

Mithilfe des Psoas-Muskels wird die Hüfte und die Lendenwirbelsäule bewegt, er macht beugen, drehen und strecken möglich. Zusammen mit dem Becken schützt er die inneren Organe und in Bewegung beeinflusst er das Zwerchfell und den Atemmuskel.

Bei Stress zieht sich der Muskel zusammen, eine Schutzreaktion des Körpers, ein Phänomen des Schreckreflexes, das Zusammenzucken, sich nach vorne beugen. Der Überlebensmechanismus entscheidet über Angreifen, Fliehen oder Erstarren. Wenn das autonome Nervensystem die Situation wieder als ungefährlich einstuft, löst sich der Muskel wieder automatisch, vorausgesetzt, das Bewusstsein spürt und erlebt auch, dass die Gefahr vorbei ist.

In Sicherheit richtet sich der Körper dann wieder auf und entspannt.

Eine chronische Daueranspannung entsteht bei anhaltendem Stress, der Vorderkörper verkürzt, die Rückseite ist überspannt. Die Faszien (Bindegewebe) an der Körpervorderseite verdichten sich, sie verkleben und verharren in der Daueranspannung.

Der Körper ist durchzogen von Faszien, sie halten den Körper zusammen, wie die Haut einer Orange das Fruchtfleisch hält., sie verbinden jede Körperzelle mit ihrem Nachbarn. Sie sind der Universalbaustoff des Körpers, in ihm findet die Verarbeitung eingehender Wahrnehmungsreize statt und sie sind wichtig für die Kommunikation mit dem Gehirn. Das Fasziengewebe ist für unsere Körperwahrnehmung zuständig. Eine sichere, wohlige Wahrnehmung hilft dem Psoas-Muskel aus der Dauerspannung.

6.SÄULEN DER BEWEGUNGSENTWICKLUNG

Die Entstehung von Leben ist in ständiger Bewegung und verlangt ein dynamisches Gleichgewicht, sie ist eine Bewegungskoordination in Rhythmus, Raum und Zeit.

Leben ohne Rhythmus ist undenkbar.

Gute Bewegungen setzen ein gutes Rhythmusgefühl voraus. Was wir bewusst wahrnehmen, können wir üben und anwenden. Ist der Körper gut eingestellt auf Rhythmus und Raum und hat dazu im Alltag vielfältige Lernimpulse ritualisiert, so sind die Bedingungen für das Lernen gut, andernfalls werden unzweckmäßige Muster geprägt, unharmonisch im Bewegungsfluss.

Der Mensch hat Säulen, die Bewegung möglich machen, Kreuzbein-Wirbelsäule und Schädel sind flexible und zentrale Säulen, rhythmische Prozesse sorgen für eine Übertragung auf Muskeln-Sehnen und Gelenke.

Schon das Rückenmark hat, neben der Verwaltung vieler Reflexe auch die Fähigkeit übergreifender motorischer Koordination. Es kann rhythmische Aktivierungsmuster diverser Muskelgruppen aufbauen, die Elemente der Fortbewegung darstellen und in höhere Bewegungsprogramme integrieren. Das Rückenmark ist prinzipiell zur Generierung einfacher rhythmisch wiederkehrender Bewegungsmuster fähig, wie z. B. Gehbewegungen.

Auslöser dafür ist die Aktivierung eines gekreuzten Streckreflexes mit regelmäßigem Wechsel von Flexor- und Extensorenaktivität.

Psychische Prozesse führen zu einer Veränderung der Muskelspannung, führen zu Verspannungen. Verletzungen bilden Muster und der Körper merkt sich Verletzungen und versucht sie zu vermeiden.

Konnten z.B. der Furchtlähmungsreflex und der Moro nicht ausreichend integriert werden, verfällt der Mensch immer wieder in die Haltung des Reflexes als Antwort auf eine auslösende Situation., sie gelten als Stressreflexe.

Auf Grund des hohen Stressbelastungsniveaus in der heutigen Zeit, integrieren viele Kinder diese Reflexe nicht regelrecht, sie reagieren sehr empfindlich auf sensorische, auditive, visuelle und vestibuläre Stimuli. Bei fehlender Integration dieser Reflexe sind emotionale Symptome häufig die Folge, sowohl in Form von ängstlichem Rückzug und Verweigerung bei nicht integriertem FLR, als auch eine ständige Kampf- und Fluchtbereitschaft beim Moro mit häufig unangemessenem, überschießendem Verhalten.

Um mit der unberechenbaren Welt fertig zu werden, neigen diese Menschen häufig dazu, Menschen und Situationen zu kontrollieren und zu manipulieren. Stresshormone wie Cortisol und Adrenalin sorgen für einen dauernden Erregungszustand im sympathischen Nervensystem.

Wenn diese Reflexe keine zeitgerechte Entwicklung durchlaufen haben, so können Angst und Furcht im Laufe des Lebens intensiver werden. Diesen Gefühlen ist der Betroffene dann immer wieder ausgesetzt, ohne zu wissen, warum er sie empfindet.

Als Folge sind oft Überreaktionen zu beobachten.

Konnten die tonischen Reflexe nicht integriert werden, ist es immer ein Problem der Zentrierung, die Mitte kann nicht gefunden und gehalten werden, Körperspannung und Regulierung der Körperspannung sind fehlerhaft.

Wenn der Körper ein Gefühl für die Mitte erfahren hat, fällt es ihm im Laufe der Zeit immer leichter Kompensationshaltungen, verursacht durch die motorischen Restreaktionen, aufzugeben.

Die Kopfkontrolle ist dabei eine Grundbedingung für eine gelingende Aufrichtung.

In der Regel verschwinden frühkindliche Reflexe rechtzeitig, bevor eine physiologische Funktion erworben wird, bei der sie stören würde.

Wenn die Markscheidenreifung entsprechend erfolgreich war, gelingt es dem Kind, seinen Kopf zu heben, solange der ATNR, TLR und STNR noch mitarbeiten, kann der Kopf nur im Reflexmuster gehoben werden.

Diese Muster können, nicht integriert, bis ins Erwachsenenalter bestehen bleiben und sorgen für eine dauernde Überanstrengung bei der Kopfkontrolle, oft unbemerkt, weil als normal innerhalb der Entwickelt abgespeichert

Die Kraft, die benötigt wird, um sich der Erdanziehungskraft entgegengesetzt aufrecht zu halten, fehlt für geistige Aufgaben wie Konzentration und Aufmerksamkeit. Wenn der Körper viel Energie aufwenden muss, um eine schlechte Haltung zu unterstützen, so ist diese Energie für andere Tätigkeit verloren.

6.1. BEWEGUNG UND KÖRPERKONTROLLE – AUFRICHTUNG GEGEN DIE SCHWERKRAFT

Jeder Mensch hat seine individuelle Art, sich zu bewegen, viele Menschen leiden jedoch unter der Art, wie sie sich halten und bewegen, Rückenschmerzen, Schulter- und Nackenverspannungen gehören zum Alltag. Ist das eine Folge der unangepassten Aufrichtung vom Vierfüßler zum Zweibeiner?

Eine Schwachstelle beim stehenden Menschen ist offenbar die Wirbelsäule im Lendenbereich, weil hier die fünf Lendenwirbel das gesamte Gewicht des Kopfes, der Arme, des Schultergürtels und des Brustkorbes auf das Becken übertragen müssen.

Der Kopf ruht auf dem Atlas, dem obersten Wirbel. Es folgen sieben Halswirbel, dann zwölf Brustwirbel und fünf Lendenwirbel, die die Last von oben auf das Kreuzbein übertragen, das Kreuzbein bildet den Sockel der Wirbelsäule.

Damit das Skelett seine Funktion als Träger des Menschen erfüllen kann, ist es auf gute Muskelarbeit angewiesen.

Die Muskeln wiederum benötigen neben Nährstoffen auch Sauerstoff. Somit ist der Körper angewiesen auf eine gute Zusammenarbeit von Atmung und Reizweiterleitung der Nerven in Bewegung.

Die Muskeln befinden sich in Ruhe in einer Grundspannung (euton), alle Kräfte sind im Gleichgewicht. Überarbeitete Muskeln befinden sich in einer dauernden Überspannung, der Tonus ist zu hoch (Hypertonus). Das andere Extrem sind Muskeln, die schlaff sind, nicht die nötige Spannung zum Erhalt einer Bewegung aufbauen und halten können, man spricht vom Hypotonus.

In den ersten 12-18 Lebensmonaten, in denen sich ein Kind schrittweise von der Liegeposition zum Sitzen, Krabbeln und dann zum Gehen aufrichtet, entwickeln sich Stützmotorik und Haltung, die es ermöglichen, den Körper gegen den Zug der Schwerkraft halten zu können. Mit jeder Körperhaltung erwirbt sich das Kind gleichzeitig passende Sinneserfahrungen und bringt sie in Zusammenhang. Die Wahrnehmung der Körperstellungen im Raum (Propriozeption), die Wahrnehmung der inneren Organe (Introzeption) sowie das Gleichgewichtsystem und auch das visuelle System werden aufeinander abgestimmt.

Der Neuromotorische Aufrichtungsprozess gibt die Information über die Stellung der Gelenke zueinander und die Position im Raum.

Der in der Bauchlage erworbene Hand-Becken-Stütz und die in der Rückenlage erworbene Augen-Hand-Mund-Fuß-Koordination stehen in Abhängigkeit zueinander.

Es handelt sich hier um eine Koordinationsleistung von Zug- und Druckerfahrungen, zur Unterstützung und Kräftigung im Hüft- und Beckenbereich, sowie im Lendenbereich.

Diese relativ komplex ablaufenden Bewegungsverläufe fehlen oft in der weiteren Entwicklung und den damit zusammenhängenden Sinneserfahrungen.

Wenn ein spezifischer Reflex seinen Impuls gesendet hat im jeweiligen Auftrag, sollte auch die Möglichkeit zur Reaktion gegeben sein, da sonst die bewusste Abspeicherung nur adaptiert erfolgen kann oder in falschem Muster. Zum Beispiel kann ein Säugling in einer Trageschale liegend den Körper nur in der Beugung erleben, die Schultern gehen vor den Körpermittelpunkt, ebenso die Beine. Wird diese Haltung bevorzugt abgespeichert, ist eine regelrechte Aufrichtung nur eingeschränkt möglich. Vorgezogene Schultern erschweren die Atmung und stören die Balance im Stand, schränken die Kopfhaltung ein.

Die regelrechte Integration des TLR, ATNR und STNR kann dann nicht erfolgen, es kann zu einem Einfluss von Balance und Schwerkraft auf alle Funktionsebenen kommen.

6.2 ÜBER (LEBEN MIT REFLEXEN)

Die Natur hat all unsere Möglichkeiten und Fähigkeiten auf Überleben eingerichtet, damit unsere Art erhalten bleibt.

Unser Nervensystem gleicht dabei einer Alarmanlage. Wir sind gesichert durch Reaktionen, die Reizen folgen, unmittelbar und ohne Überlegungen.

Wir unterscheiden dabei Reflexe, die ein Leben lang zur Überlebenssicherung bleiben müssen und Reflexen, die in einem bestimmten Zeitfenster wichtig und richtig sind, um in ein eigenständiges Leben kommen zu können.

Bei dem Bestreben, die außerhalb dieses Zeitfensters noch aktiv das Leben bestimmenden Reflexe zu integrieren, befinden wir uns bildlich gesprochen in einem scharfgeschalteten Alarmsystem.

Wenn es möglich wäre, das Alarmsystem auszuschalten, würden wir ohne Schutz leben. Kaum vorstellbar, was unser Gehirn dann ständig alles abklären und regulieren müsste. Die Natur hat also gut vorgesorgt, einfach ausschalten, weil das Gehirn es so befiehlt, ist so nicht möglich. Also muss die Unterstützung zur Selbstregulation da ansetzen, wo auch die Natur das Zeitfenster für die Arbeit der Reflexe angesetzt hat, bei der Frage des" Auf die Welt Kommens"

Menschenkinder sind Traglinge, wie alle Primaten. Die Natur sieht vor, dass sie dicht am Körper der Mutter getragen werden. Ein Tragling hat sich zum Ende der Schwangerschaft weit genug entwickelt, um aus seiner Schutzhülle in die ungeschützte Außenwelt entlassen zu werden. Das heißt aber nicht, dass er schon für sich selbst sorgen kann. Ein Tragling ist eine physiologische Frühgeburt, die noch den vollen Schutz durch Körperkontakt benötigt. Vom Körper des Tragenden aus empfindet und erfährt der kleine Mensch seinen neuen Lebensraum, außerhalb der schützenden Hülle und dem Zug der Schwerkraft, Gerüchen und Geräuschen ausgesetzt. Getragen und gehalten in Sicherheit, erfährt das Kind die nötige Unterstützung sich selbst zu entwickeln. Prägungen aus Schwangerschaft und Geburt bringt jeder Mensch schon mit auf die Welt. Während der gesamten vorgeburtlichen Entwicklung nimmt das ungeborene Kind über die Verbindung zur Mutter auch aus deren Leben Informationen auf. Sorgen, Ängste, aber auch Freude und Zuversicht der Mutter prägen die Entwicklung des Ungeborenen.

Bei Untersuchungen konnte bereits festgestellt werden, wie das Kind im Mutterleib ums Überleben kämpft, sich an der schützenden Gebärmutterwand hält oder sich einrollt. In dieser Zeit ist ein Reflex im Einsatz, der eine Erstarrung zeigt, der Versuch, die Furcht zu lähmen und damit die Gefahr abzuwehren, der Furcht-Lähmungsreflex (FLR).

Je häufiger dieser Reflex getriggert wird, umso deutlicher wird damit ein Gefühl geprägt, dass auch noch nachgeburtlich das Leben mitbestimmt.

Das sich Totstellen (Immobilität) ist keine willentliche Reaktion, es ist eine adaptive biologische Reaktion auf die Unfähigkeit zu kämpfen oder zu fliehen, es ist eine Defensivstrategie des Nervensystems. Eine weitere Defensivstrategie ist die Mobilisierung, mit ihrer Kampf- und Fluchtreaktion (Moro Reaktion).

6.3 BEWEGUNGSANGEBOT ZUR REFLEXINTEGRATION

Vor diesem Hintergrund erfolgt in der Praxis, in Anlehnung an bekannte Konzepte, eine Behandlung, die sich einer natürlichen Bewegungssreihenfolge bedient, zur Integration früher Reflexe.

Mit diesen Bewegungen wird das erste Lebensjahr nachempfindend durchlaufen, es soll eine Nachreifung des Gehirns erfolgen. Aus unwillkürlichen Reaktionen sollen automatisierte Bewegungen reifen, die nicht mehr vom Kleinhirn gesteuert werden müssen.

Dieses Angebot ist zum größten Teil sehr erfolgreich, wenn regelmäßige tägliche Übungen über einen Zeitraum von 1 bis 1,5 Jahren durchgeführt werden.

Warum sind die Erfolge so unterschiedlich?

Die Erfahrung hat gezeigt, dass für die Wirksamkeit mehrere Faktoren wichtig sind: Grundlegend ist alleine schon die Akzeptanz innerhalb der Familie bzw. des Erwachsenen wichtig, dass über kleine Bewegungen eine Veränderung der problematischen Situationen erreicht werden kann.

Optimale Voraussetzungen finden wir immer dann, wenn sowohl Eltern, als auch Kinder oder die Erwachsenen bereit sind, für eine Veränderung selbst etwas zu tun und dafür Raum und Zeit bereitgestellt wird. Regelmäßige tägliche Bewegung führt zur gewünschten Prägung im Gehirn. Gegen inneren

Widerstand scheint aber das „Üben“ nicht zum gewünschten Erfolg zu führen, ohne Motivation bleibt die Tür zu einer neuen Verschaltung im Gehirn geschlossen.

Eine respektvolle und annehmende Bewegungssituation, haltgebend und ritualisiert, führt eher zum Erfolg als das „Üben“ von Einzelbewegungen.

Die Integration früher Reflexe findet auf Körperebene statt. Ein reines Erlernen einer neuen Bewegung erreicht nicht die Ebene, auf der Reflexe über Reiz und Reaktion arbeiten.

Die Angebote des Programms sind Basisbewegungen der menschlichen Aufrichtung, die so oder ähnlich auch in anderen Bewegungskonzepten zu finden sind, wie z.B. Yoga, Feldenkrais, Pilates. Auch Tanz- und Theaterausbildungen greifen auf die Anatomie des Menschen zurück, es geht immer um Sensomotorik, also um ein Zusammenspiel, nie um isolierte Bewegung.

In der therapeutischen Intervention ist es immer wichtig zu klären, für wen eine Veränderung wichtig ist. Zu einer Störung gehört auch immer der, der sich gestört fühlt und somit der sogenannte Leidensdruck.

Dass, was den einen stört, ist für den anderen vielleicht ein wichtiges Element, den Alltag zu bestehen.

7. UNTERSUCHUNGSPROGRAMM

7.1. SCREENING FÜR ÄRZTE – KURZUNTERSUCHUNGSANLEITUNG

Eine kurze Einführung in die Untersuchungstechnik, die in die normale neurologische Grunduntersuchung integriert werden kann. *

Der Patient wird gebeten, sich hinzuknieen mit einem 90 Grad Winkel zwischen Ober- und Unterschenkeln, nach hinten gestreckten Zehenspitzen, aneinander liegenden Knien und abgestützt mit nach innen zeigenden Händen bei aufgesetzter Handfläche. (Der Abstand zwischen den Händen und Knien bestimmt den Winkel zwischen Ober- und Unterschenkel).

Der Untersucher kniet in gleicher Haltung vor dem Patienten.

Dann wird der Patient aufgefordert, seine Arme zu beugen und die Beuge zu halten.

Im ersten Untersuchungsschritt soll der Patient seinen Kopf um 90 Grad zu einer Seite drehen. (Der Untersucher kann unterstützen, sollte aber dabei die Ohren mit seinen Händen freilassen.) Die Drehung sollte langsam und nicht ruckhaft erfolgen:

Aus dem Grad des Absackens (Tonusverlust) der kontralateralen Schulter kann auf das Ausmaß eines persistierenden **ATNR** geschlossen werden.

Anschließend erfolgt die Drehung des Kopfes zur entgegengesetzten Seite.

In der gleichen Haltung, wie oben beschrieben, wir der Patient anschließend aufgefordert, seinen Kopf maximal zu heben und darauffolgend zu senken.

Aus dem Ausmaß an Hohlkreuzhaltung versus Katzenbuckel kann auf die Persistenz des **STNR** geschlossen werden.

Immer noch in der oben beschriebenen knieenden Haltung und Armbeuge, streicht der Untersucher von der Seite der Beckenschaufel Richtung obere LWS. (erst auf der einen, danach auf der anderen Seite)

Das Ausmaß des Einknickens (seitlich) beschreibt die Persistenz des **Spinalen Galants.**

Im Weiteren wird der Patient aufgefordert, sich mit geschlossenen Beinen gerade hinzustellen, dabei die Arme abzuspreizen mit Beugung im Ellenbogen und schlaff herabfallender Hand.

In dieser Position soll der Patient dann bei geschlossenen Augen langsam den Kopf nach vorne beugen und anschließend strecken (mehrfach hintereinander).

Aus dem Ausmaß an Gleichgewichtsunsicherheit / Schwanken / bis hin zum Fallen (das i.d.R. sofort aufgefangen wird mit dann geöffneten Augen) kann man auf die Persistenz des **TLR** schließen.

Im letzten Untersuchungsschritt, der aus der gleichen stehenden Grundposition heraus erfolgt, wie eben beschrieben, wird der Patient aufgefordert, sich an den Untersucher rückwärts anzulehnen, der inzwischen in stabilem Stand hinter dem Patienten steht und diesen mittig der Schulterblätter mit der Hand abstützt. Der Patient wird ermutigt, Kraft in das Anlehnen zu geben, die Füße weiterhin geschlossen zu halten und die Körperhaltung gerade zu halten.

Dann wird der Patient aufgefordert, den Kopf nach hinter zu überstrecken und die Augen zu schließen. Anschließend entlastet der Untersucher den Halt kurz und ruckartig (nach Ankündigung) und registriert Grad und Ausprägung der **MORO** – Reaktion.

Je nach Ausmaß der MORO-Reaktion muss dem Patienten anschließend Gelegenheit zur Erholung gegeben werden, da die Reaktion recht heftig ausfallen kann! (Aus diesem Grunde ist die letzte Überprüfung stets ans Ende des Untersuchungsablaufs zu stellen.)

*aus „(Über)Leben mit Reflexen", R. Meyers, Band 1

7.2. UNTERSUCHUNG DURCH THERAPEUTEN

Ärztliche Eingangsdiagnose vorausgesetzt

7.2.1 Motorischer Befund, Darstellung in Bildern im Anhang

Die Testsituation erfordert Ruhe und Zeit, da der Schwerpunkt der Testung in der Beobachtung regulärer Bewegungsgewohnheiten liegt

a) Untersucht wird die Persistenz von TLR, ATNR, STNR:
in Bewegungen
der Kopfaufrichtung in Bauch und Rückenlage,
der Kopfdrehung und Kopfneigung im Stand
der Befund gibt Auskunft über TLR mit Tonusregulation

b) Halte- und Stützreaktion mit Rollen, Amphibienreflex und Rollreflex, gibt Auskunft über die Körpermitte, die vestibuläre Sicherheit

c) Kreuzkoordination mit Kriechen und Krabbeln,

Vierfüßlerstand: Kopf zur Seite führen, Kopf anheben und senken

gibt Auskunft über ATNR und STNR

d) Augenmuskelkontrolle, Blickmotorik

e) Stand- und Gongtest zur Überprüfung des statischen- und dynamischen Gleichgewichts

mit Tonusregulation, Hopserlauf und Slalomgang

7.2.2 Sensorischer Befund

mit Fragebogen und Verlaufssdiagnose in Bewegung

a) taktile Sensibilität

b) Propriozeption

c) Lokalisation

7.2.3 Schreckreaktion

Schrecksituation provozieren in Rückenlage oder Stand. Diese Reaktion sollten nur getestet werden, wenn ansonsten kein konkreter Befund ermittelt werden kann. Mit jeder Moro Testung befindet sich der Tester in der Alarmsituation des zu Testenden.

a) Moro-Reaktion, Bilder im Anhang

Beobachtung zur Persistenz des Moro: weitgestellte Pupillen, Gleichgewichtsverlust bei Verlagerung des Kopfes, im Stand werden Beine überkreuzt zur Stabilisierung, in der Armhaltung ist ein nach außen gedrehtem Ellenbogen zu beobachten.

b) Furchtlähmungsreaktion, Bilder im Anhang

Beobachtung zur Persistenz des FLR: die Knie gehen im Stand nach innen, die Zehen zeigen nach innen, darüber hinaus gibt es Auskunft über Furchtlähmungsreaktionen in der gezielten Beobachtung und im Gespräch, damit nicht immer wieder Angst ausgelöst wird.

7.2.4 Die Bewertung in der Testung wird in Prozenten angegeben. Diese beruhen auf verbindlichen Einschätzungskriterien aus der Beobachtung, die weiter unten erläutert werden.

100% sehr starke Ergebnisse, vestibuläre Beeinträchtigungen, Reflex nicht integriert

75% Auswirkungen stark, unzureichend integriert, deutliche Restreaktionen

50% Auswirkungen deutlich, Integration mittelstark auffällig

25% leichte Auswirkungen, leichte Restreaktionen

7.2.5 Tabelle zur Selbsteinschätzung/ Fremdeinschätzung der Grundbewegungen

Skala von 1-10 (von sehr unangenehm bis sehr angenehm)

Kriterien: Körpereigenwahrnehmung, Bewegungsharmonie, Raumwahrnehmung, Sicherheit

		Selbsteinschätzung	Therapeuteneinschätzung
1	Liegen in Bauchlage		
2	Liegen in Rückenlage		
3	Drehen / Rollen		
4	Vierfüßlerstand		
5	Langsitz, Sitzen		
6	Kriechen		
7	Krabbeln		
8	Hocke		
9	Stand		
10	Gehen		

7.2.6 Testung in Bildern

Moro-Testung aus dem Stand

1. Füße stehen parallel, Arme angewinkelt, Tester steht hinter dem zu testenden,

Tester benötigt sicheren Stand,

bereit, dass Körpergewicht zu halten

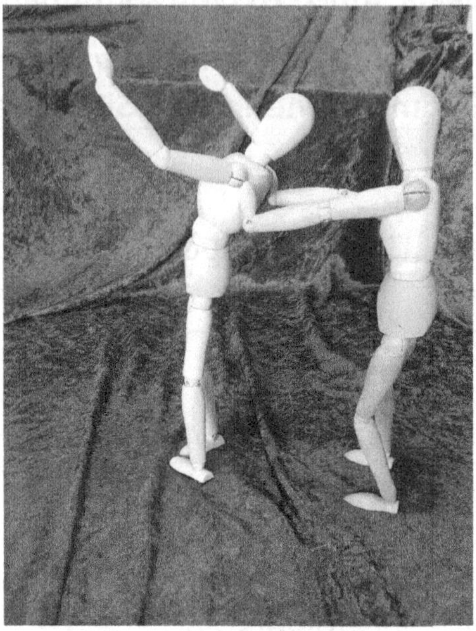

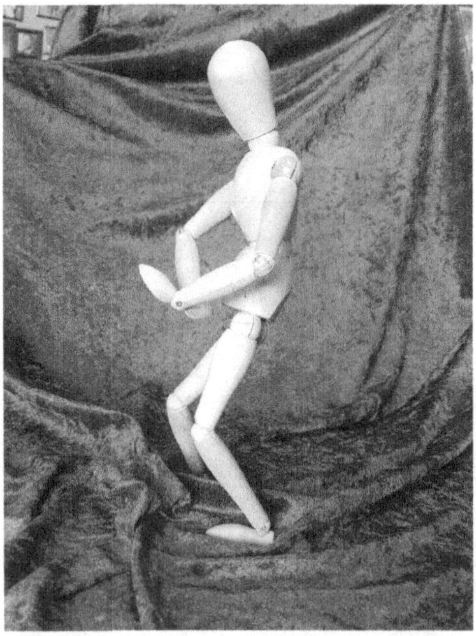

2. Deutliche Reaktion der Arme und Einknicken in den Knien, hörbare Einatmung, Hautrötung, Ellbogen gebeugt, Fäuste z.T. geballt

werden als Zeichen eines nicht integrierten Moro-Reflex gewertet

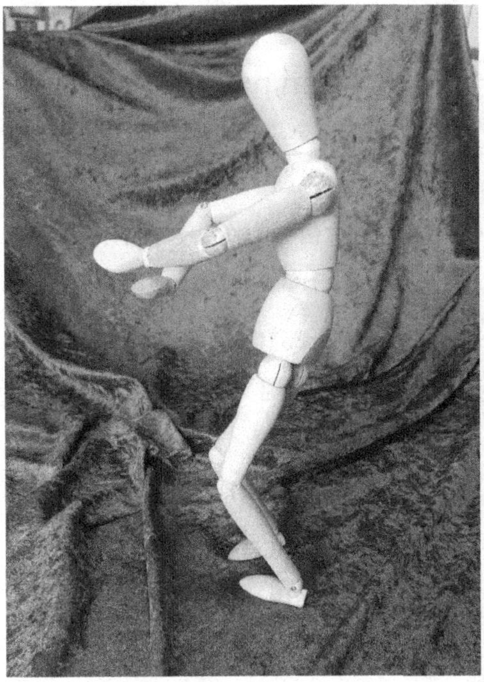

3. Die Oberschenkel werden zur Mittellinie hinbewegt, die Kniesehnen angespannt, um die Knie zu beugen.

Die Füße gehen einwärts, Zeichen für eine beginnende Stopp-Reaktion bis hin zum Tonusverlust.

Tonischer Labyrinth - Reflex, aus dem Stand getestet:

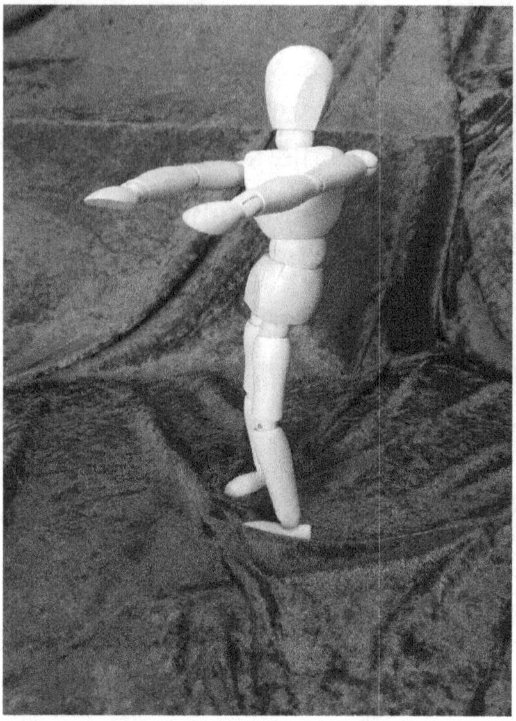

Positionen mit geschlossenen Augen ausführen lassen:

Kopfextension ausführen lassen und Kopfflexion,

mit ausgestreckten Armen Seitdrehung bei geöffneten Augen

zu beobachten:

Gleichgewichtsverlust,

Zehen krallen in den Boden

Arme sacken ab,

Kopfdrehung zur Seite wird nicht ohne Armmitbewegung ausgeführt, Schwindelgefühl, kompensatorische Veränderung im Tonus

Asymmetrisch und symmetrisch-tonischer Nackenreflex in der Bauchlage: Testung

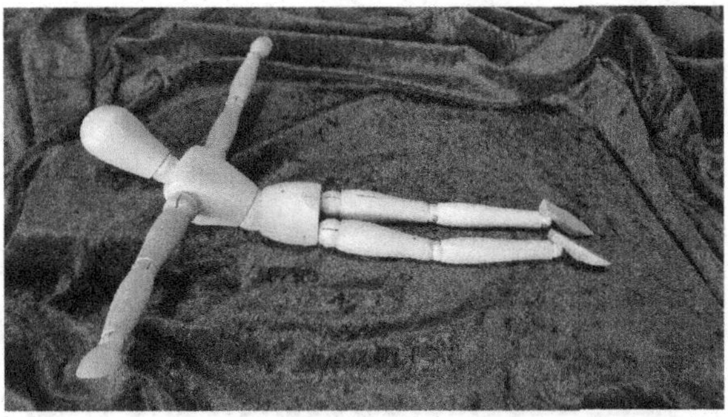

In der Flugzeugposition Kopf in den Nacken legen, Arme ausstrecken, wenn sich die Beine gleichzeitig beugen, liegt eine Reaktion aus dem STNR vor.

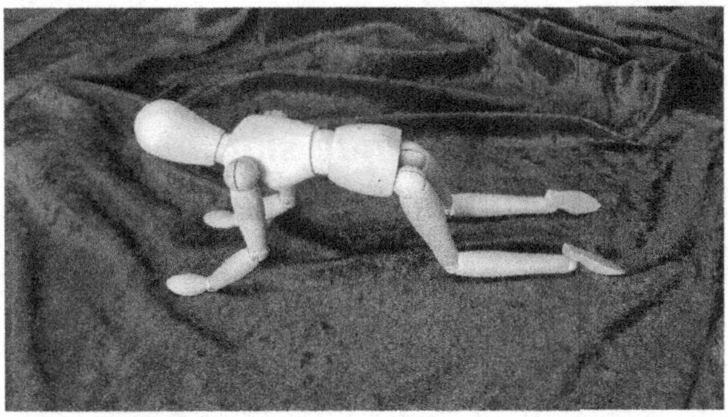

Ein Kopfheben aus dem Kniestand bewirkt bei nicht integriertem STNR ein Einknicken der Arme und Anheben der Füße, evtl. werden die Füße übereinander gekreuzt, in extremer Auswirkung setzt sich der zu testende auf die Unterschenkel.

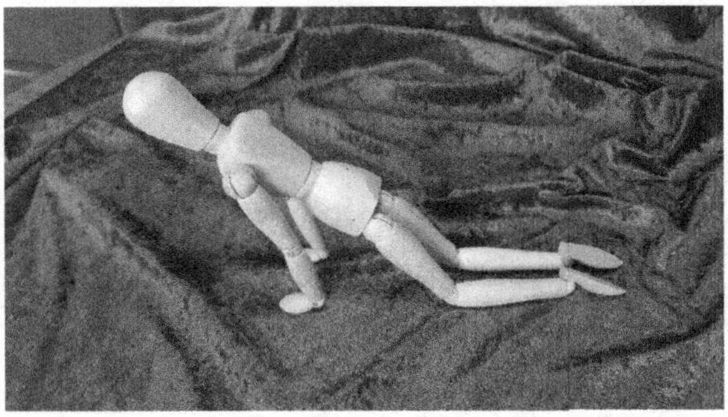

Beim nichtintegrierten ATNR knicken die Arme im Ellbogengelenk ein, wenn die Testperson den Kopf des zu testenden mit dem Blick zur Seite führt, die Beugung erfolgt an der Hinterkopfseite, dass stabilisieren der Arme durch durchstrecken deutet auf einen bestehenden ATNR hin

7.2.7 Elternfragebogen

Elternfragebogen zur Verhaltensbeobachtung, Sensuomotorik

☐ **1.a** **Unser Kind vermeidet es, im Gesicht berührt zu werden, es lässt sich ungern das Gesicht waschen.**

☐ **2.a** **Das Haarewaschen und Haareschneiden ist ihm besonders unangenehm.**

☐ **3.a** **Vom Kind wird eine freundliche Art der Berührung nicht toleriert, auch wenn es Bekannte, Verwandte oder Freunde sind. Manchmal lässt es sich kurzfristig berühren, geht dann aber wieder fort.**

☐ **4.a** **Das Kind reagiert negativ, wenn man ihm beim Anziehen helfen will.**

☐ **5.g** **Das Kind kann nicht erkennen, aus welcher Richtung ein Geräusch kommt.**

☐ **6.a** **Eine Berührung von hinten scheint das Kind mehr zu erschrecken als andere Kinder.**

☐ **7a.a** **Es geht nicht gerne in den Kindergarten, spielt dort meistens abseits und alleine oder es beobachtet lieber die anderen Kinder und beteiligt sich ungern aktiv an deren Spiel.**

☐ **7b.c** **Das Kind geht gerne in den Kindergarten/Schule, es fällt ihm aber schwer, sich an gemeinsamen Spielen, z.B. Kreisspiel, zu beteiligen.**

☐ **8.**a **Das Kind trägt langärmelige Hemden und Hosen, auch wenn ihm warm ist.**

☐ **9.**a **Das Kind hat ein auffallendes Bedürfnis, bestimmte Oberflächen (Decken, Stofftiere, Lappen) anzufassen.**

☐ **10.**g **Das Kind kann keinen Rhythmus klatschend übernehmen.**

☐ **11.**a **Das Kind vermeidet, Fingerfarbe, Sand, Kleister und Honig anzufassen, es putzt sich die Hände immer sauber.**

☐ **12.**a **Auf Sand oder Gras geht es ungern barfuß.**

☐ **13.**f **Das Kind kann über die Augen eine bestimmte Figur nicht vor einem unruhigen Hintergrund abgrenzen.**

☐ **14.**b **Es ließ sich auch als Kleinkind ungern hochheben oder schaukeln.**

☐ **15.**b **Das Kind hat große Furcht hinzufallen, selbst wenn es sich mit beiden Händen festhalten kann.**

☐ **16.**b **Es vermeidet, den Kopf nach unten (Kopfstand, Purzelbaum) zu halten oder sich nach hinten zu legen.**

☐ **17.**c **Das Kind hat wenig Spaß an Spielplatzeinrichtungen zum Drehen oder fahrbaren Spielzeugen (Roller, Fahrrad).**

☐ **18.**c **Das Kind fürchtet sich, auf Mauern und Balken zu balancieren, es vermeidet, von Stühlen, Mauern etc. herunterzuspringen.**

☐ 19.b Das Kind ist auffällig langsam beim Hinunterlaufen eines Berges oder beim Gehen über unebenes Gelände.

☐ 20.b Es dauerte lange, bis das Kind Treppensteigen lernte, es hielt sich lange am Geländer fest, geht die Treppe mit Nachsetzen der Füße.

☐ 21.c Es hat schnell das Gefühl, das Gleichgewicht zu verlieren, es wird leicht schwindelig.

☐ 22.b Wenn es schnell um Ecken laufen soll, wird es leicht durch Unvorhergesehenes erschreckt, kann schlecht die Bewegung stoppen.

☐ 23.b Das Kind kann die Abstände schlecht einschätzen, stößt öfter etwas um oder stößt an.

☐ 24.b Wenn es im Sitzen plötzlich nach hinten gezogen wird, springt es auf.

☐ 25.c Es hat Schwierigkeiten beim Lesen und Schreiben oder Rechnen, scheint aber von normaler Intelligenz zu sein.

☐ 26.c Es wird nicht schwindelig, kann gar nicht genug vom Schaukeln bekommen.

☐ 27.b An sportlichen Betätigungen hat das Kind keinen Gefallen, Werfen und Auffangen eines Balles bereiten Schwierigkeiten.

☐ 28.b Das Kind stolpert und fällt häufiger hin als andere Kinder seines Alters. Nur manchmal macht es den Versuch, den Sturz abzufangen.

☐ 29.d Man hat den Eindruck, es könnte beidhändig sein, es ist aber mit beiden Händen nicht sehr geschickt.

☐ **30.**d**Das Kind verwechselt oft rechts und links, besonders wenn es keine Zeit hat, darüber nachzudenken.**

☐ **31.**d**Wenn das Kind schreiben lernt, schreibt es Buchstaben wie "b" und "d" in der verkehrten Richtung, und zwar häufiger als seine Klassenkameraden das tun. Manche von diesen Kindern lesen Wörter rückwärts, z.B. anstelle "Maus" lesen sie "Saum".**

☐ **32.**c**Das Kind hat keine sehr gute Meinung über sich selbst. Es hat Schwierigkeiten, mit sich selbst in Einklang zu leben.**

☐ **33.**e**Als Kleinkind spielte es nicht längere Zeit (1 0- 15 Min.) mit Bausteinen, Legos oder ähnlichem.**

☐ **34.**e**Das Kind baut mit Logo- Steinen o. ä. nicht nach Anleitung oder eigenem Entwurf.**

☐ **35.**e**Es spielt immer mit den gleichen wenigen Sachen in derselben Weise.**

☐ **36.**d**Es kann Puzzlespiele nicht gut zusammensetzen, hat keinen Spaß daran.**

☐ **37.**e**Selbst in bekannter Umgebung hat es Schwierigkeiten, von einem Ort zu einem anderen zu finden und verläuft sich leicht.**

☐ **38.**e**Weil es weiß, dass es sich leicht verirrt, ist es nicht gerne an fremden Plätzen.**

☐ **39.**d**Es zeichnet nicht so gut mit einem Bleistift oder Federhalter und auch nicht so frühzeitig, wie das andere Kinder tun.**

☐ 40.c Es kann die Buchstaben nicht so gut zwischen die vorgeschriebenen Linien schreiben.

☐ 41.b Tut Dinge mit mehr Kraft als es dazu braucht.

☐ 42.e Mit der Schere ausschneiden, Faltübungen, Basteln gelingt nicht so gut.

☐ 43.f Das Kind kann Größen und Formen schlecht einschätzen, es eckt oft mit Gegenständen an.

☐ 44.c Es ist ein "Unfallkind". Kleine Missgeschicke passieren ihm häufig, wie z. B. Milch verschütten, und ebenso auch größere Unfälle, z. B. von einem Dreirad fallen.

☐ 45.c Es ist sehr gefühlsbetont gegenüber Dingen, die ihm passieren. Seine Gefühle sind leicht verletzbar. Es kann keine plötzlichen Änderungen von Plänen und Erwartungen ertragen.

☐ 46.a Es mag keine Veränderungen in der Wohnung, Klasse (Sitzordnung), es kann sich nicht gut auf Änderung von Plänen einstellen.

☐ 47.a Das Kind jammert überstark bei geringfügigen körperlichen Verletzungen, Quetschungen. Beulen und Schnitte scheinen ihm mehr Schmerz zu bereiten als anderen Kindern.

☐ 48.c Es neigt dazu, stur und unkooperativ zu sein, so will es immer, dass sich alles nach ihm richtet.

☐ 49.a Es schmust nur kurze Zeit mit den Eltern und läuft wieder weg.

☐ 50.b Nach längerem Festhalten durch die Eltern wird es deutlich ruhiger.

☐ 51.a Es spürt Speichelfluss oder einen verschmierten Mund nicht, fühlt sich nicht gestört durch klebrige, schmutzige Hände.

☐ 52.c Es geht gerne auf die Rutschbahn, aber nicht auf die Schaukel/Karussell.

☐ 53.c Das Kind tobt gerne mit den Eltern, lässt sich drehen und hochwerfen, kann nicht genug bekommen.

☐ 54.a Es ist geruchsempfindlich, sagt oft, dass etwas stinkt, riecht an Gegenständen.

☐ 55.a Es lehnt Speisen nachdrücklich ab, hat eine besondere Vorliebe für wenige bestimmte Speisen.

☐ 56.b Es ist wenig schmerzempfindlich, weint nicht gleich bei kleineren Verletzungen, weint aber, wenn es geärgert wird.

☐ 57.a Wenn das Badewasser zu heiß oder zu kalt ist, beschwert es sich nicht gleich.

☐ 58.d Es verwechselt die Reihenfolge von Buchstaben in Wörtern, kann aus dem Gedächtnis die Wörter nicht schreiben.

☐ 59.d Es weiß oft nicht, wo es auf einem Arbeitsblatt beginnen soll.

☐ **60.**d **Es versteht Ortsangaben wie "vor", "neben", "unter", "hinter" nicht, kann Anweisungen damit nicht ausführen.**

☐ **61.**e **Es hat Probleme, seine Sachen in Ordnung zu halten oder wiederzufinden.**

☐ **62.**c **Bei normalem Geräuschpegel werden Anweisungen nicht verstanden, das Kind fragt deshalb häufig nach.**

☐ **63.**f **Das Kind kann seine Umwelt bei Kopf und Körperbewegungen nicht im Auge behalten. Beim Lesen verliert es oft die Zeile.**

☐ **64.**e **Es hat Schwierigkeiten, sich alleine aus- und anzuziehen, z. B. verwechselt es die Schuhe, zieht beim Pullover das Vorderteil nach hinten an.**

☐ **65.**f **Das Kind starrt oft auf einen Punkt.**

Einordnung der Beobachtungen

a. Taktile Wahrnehmung: 1, 2, 3, 4, 6, 7 a, 8, 9, 11, 12, 46, 47, 49, 51, 54, 55, 57

b. Kinästhetische Wahrnehmung: 14, 15, 16, 19, 20, 22, 23, 24, 27, 28, 41, 50, 56

c. Vestibuläre Wahrnehmung: 7 b, 17, 18, 21, 25, 26, 32, 40, 44, 45, 48, 52, 53, 62,

d. Körperorientierung: 29, 30, 31, 36, 39, 58, 59, 60

e. Praxie: 33, 34, 35, 37, 38, 42, 61, 64

f. Visuelle Wahrnehmung: 13, 43,63,65,

g. Auditive Wahrnehmung.:5, 10,

In Teilen entnommen aus: Mototherapie bei Sensorischen Integrationsstörungen, Gudrun Kesper, Cornelia Hottinger[7]

In Verbindung mit den Anforderungen an die Schule kann folgende Übersicht einen noch deutlicheren Zusammenhang herstellen:

Moro-Reflex ■ ■ ■	Hören: Rechtschreibung, Aufmerksamkeit, Verständnis Gleichgewicht: Bewegungskontrolle, Orientierung, Mathematik Sehen: Ballspiele, Schreiben, Lesen Tasten: Körperwahrnehmung, Pinzettengriff, Schreiben
ATNR: ■ ■ ■	Hören: Rechtschreibung, Aufmerksamkeit, Verständnis Gleichgewicht: Bewegungskontrolle, Orientierung, Mathematik Sehen: Ballspiele, Schreiben, Lesen
TLR: ■ ■ ■	Hören: Rechtschreibung, Aufmerksamkeit, Verständnis Gleichgewicht: Bewegungskontrolle, Orientierung, Mathematik Sehen: Ballspiele, Schreiben, Lesen
STNR: ■ ■	Gleichgewicht: Bewegungskontrolle, Orientierung, Mathematik Sehen: Ballspiele, Schreiben, Lesen
Such-/Saug-Greifreflex: ■	Tasten: Körperwahrnehmung, Pinzettengriff, Schreiben

(www.fachtagung.com/11/**Hochleitner** Vortragsfolien.pdf)

8. THERAPIEPROGRAMM

Es ist ein Konzept entstanden, einer unterstützenden Selbsthilfe zur Selbstregulation

RIP- Reflex-Integrations-Programm nach Dr.Meyers/Hohmann®

Unterstützende Selbsthilfe bei Selbstregulation

8.1. WORIN LIEGT DER UNTERSCHIED?

Dieses Programm soll die Funktion einer ergänzenden Perspektive haben, es setzt eine fachkundige Beratung und ärztliche Diagnose voraus.

Das Programm setzt seinen Fokus auf die Sicherheit, in der eine Veränderung stattfinden soll. Der Einstieg in dieses Programm erfolgt über eine intensive Bewusstmachung des eigenen Körpers, es soll ein „Selbstbewusstsein" entstehen, zur Reduktion der Stressreaktionen.

Je nach Alter kann diese Bewusstmachung über unterschiedliche Möglichkeiten erfolgen: bei jungen Menschen ist das Spiel ein ideales Medium, kleine Kinder zeigen uns noch etwas von dem selbstverständlichen Umgang mit dem eigenen Körper. Erwachsene können kognitiv gesteuert an die Übungen herangehen.

In diesem Konzept soll der Umgang mit unwillkürlichen Reaktionen gelernt werden, eine Empfindung, die in einem bestimmten Körperteil, einer bestimmten Haltung, einer kleinen Bewegung angesiedelt ist und damit in Verbindung steht zu den Momenten, wo sich derjenige hilflos fühlt oder auch erstarrt.

Wenn sich das Unbehagen in Verbindung bringen lässt mit Gefühlen des Wohlbehagens, der Sicherheit, sei es auch nur für kurze Augenblicke, ist es möglich, die Reaktionsweise zu verändern.

Das sanfte Hin- und Herschaukeln zwischen Unsicherheit und Sicherheit nimmt der schwierigen Empfindung die Schärfe.

Die Grundlage besteht in der Wahrnehmungsfähigkeit sowohl subtiler Körperwahrnehmungen und Gefühle, als auch darin, Wohlgefühle in Sicherheit zu erleben.

Im Vordergrund steht die Verbundenheit zu dem Menschen, der die Integration früher Reflexe erreichen möchte, weil über Verbundenheit die nötige Sicherheit hergestellt werden kann.

Der Ansatzpunkt der Veränderung muss die Überwachung des Stressniveaus sein und die Auslöser müssen verkraftbar sein.

Das RIP-Angebot ist in 3 Schritte aufgeteilt mit dem Ziel, bestehende Prägungen und Restreaktionen zu ändern, in dem Bewusstsein, dass gezeigte Reaktionen auf Reflexe als Anpassung an das Gefühl von Lebensgefahr zu sehen sind.

Sensorische Erlebnisse sollen helfen, sich wohler zu fühlen. Der emotionale Zustand ist jeweils wichtig, um Reflexmuster zu löschen, der Ansatzpunkt soll in diesem Konzept das Sicherheitsgefühl sein.

Es kommt auf die Dosierung der Interaktion an. Erträgliche Erregungszustände in Verbindung mit einem guten und sicheren Körpergefühl machen eine bessere Verschaltung im autonomen Nervensystem möglich. Eine sichere Körperrückmeldung verbindet bestimmte Aspekte unserer Defensivsysteme. In dem Gefühl der Sicherheit liegt die

Möglichkeit, Fähigkeiten einzuüben. In leichter Immobilität, sicher gehalten, schafft das vagale System eine Veränderung.

Es ist nicht vordergründig wichtig, Positionen lange zu halten, insbesondere, wenn sie unangenehm sind. Eine fließende Bewegung, rhythmische Prozesse in angenehmer Atmosphäre sind eher dazu angetan, neue Verschaltungen im Gehirn zu ermöglichen.

Einzelne Grundbewegungen aneinander gefügt, ergeben eine fließende Bewegung. Dieser Bewegungsfluss lässt sich harmonisch ritualisieren, ähnlich dem Rhythmus einer Tanzbewegung. Dieser Bewegungsfluss ist vergleichbar mit einer Choreografie, etwas auch dann fließen zu lassen, wenn der erste Impuls infolge einer Erregungssensation im Körper mit Rückzug oder Abbruch reagieren will.

Als besonders hilfreich zeigt sich dabei der Einsatz der eigenen Stimme. Summend oder vibrierend, stärkt die Stimme mit der Atmung den Vagus, der wiederum hilft, den Stress zu reduzieren. Die Vibration der Stimme durch das Summen des „Mmmmh" nutzt den eigenen Klangkörper.

Bei Dauerstress geht ein natürlicher Lebensrhythmus verloren. In Daueranspannung ohne ausgleichende Entspannung entsteht eine Dysbalance des vegetativen Nervensystems zwischen Sympathikus und Parasympathikus. Durch die Vibration des Summens findet der Vagusnerv Ruhe und die Energiedepots können sich wieder auffüllen.

Rhythmen sind die ersten Sinneseindrücke des Menschen, schon der Embryo schwingt im Rhythmus der mütterlichen Atmung bei gleichzeitiger Koordination zum Herzschlag, es sind die einfachsten Tonwiederholungen.

Das Summen in Tonfolge stellt eine Erweiterung dar im Prozess des Wiegens, bis hin zu einer eigenen Folge, dem Rhythmus der

Bewegung folgend. In vollkommener Harmonie ist das zwischen Mutter und Kind zu beobachten, beim Beruhigen oder Trösten.

Eine Urform dieser rhythmischen Wiederholungen ist das Klatschen. Nachhaltig verstärkt wird das Klatschen mit den Händen durch die Trommel, wo die rechte, wie die linke Hand den Vibrationen des Instruments folgen und der Körper in seiner Gesamtheit in die Schwingungen einbezogen wird. Der Körper wird zum Resonanzboden von Rhythmen, ein gemeinsames Klangbild ist die Folge, auf das in besonderer Weise das emotionale Gehirn anspricht.

Der Abschluss dieses Konzepts kann darin bestehen, sich im eigenen Wohlfühlmodus eine Bewegungsfolge zu erstellen, die wie ein Tanz, ritualisiert auf dem weiteren Lebensweg für eine gute Stressbewältigung eingesetzt werden kann.

Der eigene Tanz des (Über-Lebens)

8.2.DAS RIP® ANGEBOT

Unterteilt wird in:

Level 1

Level 2

Level 3

Da in der menschlichen Entwicklung von Anbeginn Beziehung, Halt und Schutz förderlich und notwendig sind, gibt es in diesem Programm eine Möglichkeit zu Partnerübungen.

Das System kann zur Normalität zurückkehren, es kann regenerieren, eine Gegensteuerung der Haltungen, die nicht integrierte Reflexe über lange Zeit hinweg den Körper aus dem Gleichgewicht gebracht haben.

Level 1+2+3 enthalten Bewegungen, zur Unterstützung und Selbstregulation.

Hemmung ist die Unterstützung einer Funktion durch die Entwicklung einer anderen Funktion. Die erste Funktion wird in die zweite Funktion integriert

Je umfangreicher die Sinneserfahrungen sind, um so eher ist eine Übertragung möglich.

Wohlgefühl unterstützt dabei die Arbeit des vagalen Systems.

Materialien und Hilfsmittel unterstützen die Erfahrungen oder machen sie z.T. erst möglich.

Es empfiehlt sich, diese Materialien als Besonderheit zum Abschluss, auf dem Kopf zu tragen.

Damit schließt sich symbolisch der Kreis innerhalb dieses Konzepts, es werden Entwicklungsmöglichkeiten zur Selbstregulierung

auf den Kopf gestellt

Das auf dem Kopf Tragen ist nicht Ziel, sondern Ergebnis einer Entwicklung, die zu mehr Sicherheit im Gleichgewicht, harmonischer Aufrichtung und einer Nachreifung der Motorik führen soll. In der Folge reifen ebenso Fähigkeiten, die zur Stärkung des Selbstbewusstseins führen können und zu einer besseren Eigenwahrnehmung.

Das RIP-Angebot bildet die Basis der Entwicklungsunterstützung im taktil-kinästhetisch-vestibulären und propriozeptivem Bereich. Es orientiert sich an der Entwicklung der Neuralfunktionen innerhalb der Ontogenese. Die Übungen sind orientiert an den Stufen der Hirnentwicklung.

Level 1:

Atmung

Wahrnehmung des eigenen Körpers

Gewöhnung an Körperkontakt, propriozeptive und vestibuläre Stimulation

Level 2:

Integration der Stell- und Haltereflexe (TLR, ATNR, STNR) in Bauch und Rückenlage, Tonusregulation mit Bewegungen der Aufrichtung zur Kontraktion der Nackenmuskulatur, Aufbau und Förderung des Körperschemas, Vorstellung vom eigenen Körper mit Tastlokalisation, An- und Entspannung, sowie Druck und Zug, alternierende Überkreuzung der Körpermittellinie, Form- und Raumwahrnehmung und Auge-Hand-Koordination

Level 3:

Aufrichtung zum Stand in langsamen und bewussten Schritten, Balancieren, Haltung, Stehen, Gehen.

Die gezielte Anleitung und die Grundlage für eine gute Körpereigenwahrnehmung ermöglichten eine Durchführung zu Hause. Je nach Alter des Übenden gelingt der Wahrnehmungsprozess spielerisch oder in einer jeweilig selbstbestimmten Wohlfühlatmosphäre.

Zeitdruck ist dabei kontraproduktiv, weil wiederum stressauslösend, und sollte vermieden werden.

Die dem Buch anhängende Liste macht einen eigenen Überblick möglich darüber, welche Bewegungen zu welcher Zeit genutzt wurden. Die Liste fördert den einerseits selbständigen Umgang, andererseits dient sie ausgefüllt als Grundlage in einem therapeutischen Gespräch, das begleitend stattfinden sollte.

Als Verlaufsdiagnose sollten die Bewegungen auf noch vorhandene Auslöser hin zwischen den einzelnen Leveln getestet werden.

Die Bewegungen, in Verbindung mit den Materialien, die sowohl unterstützend, als auch motivierend wirken sollen, können jeweils erweitert und ergänzt werden in Alltagssituationen.

z.B. Gewichtsäckchen, Gewichtdecken, Gewichtsmanschetten, Kirschkernsäckchen, Bälle in unterschiedlicher Größe und Härte.

Für die Basisbewegungen und Bewegungsfolgen empfiehlt es sich, ritualisiert einen Ort und Zeitpunkt zu finden je nach Alter und Lebensumfeld des Anwenders, da der Lerneffekt in der regelmäßigen Wiederholung liegt. Um alte Muster auflösen zu können, bedarf es regelmäßiger Informationen zur Abspeicherung.

Für die Bauch- und Rückenlage empfiehlt sich ein fester Untergrund, so ist das Kraftmass genauer, das die Tonusregulation erhält von der Aufrichtung gegen die Schwerkraft.

Es ist immer besser, ein ruhiges und ungestörtes Umfeld zu nutzen. Haltgebende Sicherheit und Wohlfühlathmosphäre bahnen die Integration.

Ebenso wichtig ist es, dass die Informationen mit möglichst vielen, zur Verfügung stehenden Sinnen, aufgenommen werden. Eine bessere Verschaltung mit bereits vorliegenden Informationen gelingt so eher. Jede Lernerfahrung ist effektiver, wenn der Lerninhalt etwas mit uns zu tun hat und es bereits Anknüpfungspunkte gibt. Je besser eine Erfahrung in unseren Alltag passt, umso besser gelingt das Abspeichern.

Z.B. sendet das Material, auf dem der Körper liegt, die Merkmale des Untergrundes (weich, hart, rauh, glatt). Ein aufmerksames Nachspüren sendet dann in einer Übung über mehrere Wahrnehmungskanäle eine Information über die Haut, über die Tiefensensibilität. Das Körperbild erhält so eine deutlichere Prägung innerhalb einer Übung.

Die empfohlenen Materialien zu diesem Buch setzen genau hier an: Sie ermöglichen Tasterfahrungen, machen Druck möglich und ermöglichen Wahrnehmung gegen Widerstand, sie unterstützen das taktile System, die Propriozeption, erleichtern das Kreuzen der Körpermittellinie u.v.m.

8.3 KÖRPERREPERTOIRE

Die Sinne brauchen Übung, um sensibel wahrzunehmen. Wenn sie nicht benutzt werden, stumpfen sie ab.

Vor allem Kinder benötigen für ihre Entwicklung vielseitige Sinneserfahrungen, damit die Verarbeitungsprozesse im Gehirn trainiert werden können. Ein Kind, dass nicht in seiner Erkundung der Welt eingeschränkt wird, nimmt sich im Hier und Jetzt in der Regel alle Zeit, Erfahrungen über alle Sinne zu machen.

Die Wahrnehmung, die wir von unserem Körper haben, ist sehr unterschiedlich. Einerseits fühlen wir uns mit unserem Körper identisch, andererseits wird er uns fremd, wenn wir die Beziehung zu ihm verlieren.

Mit dem Aufspüren des eigenen Körpers gewinnen wir die Fähigkeit mit dem Körper vertrauter zu werden, sich in seinem Körper zu Hause zu fühlen, sich mit allen Sinnen zu erleben, Leib zu sein.

Wir haben einen Körper, aber wir sind auch Leib. Der Leib ist die Grundlage all unserer Wahrnehmungen, unserer Bewegungen, unseres Bewusstseins, unserer Gefühle und Erkenntnis unseres Selbst.

Mit diesem Leib nehmen wir wahr, differenzieren wir unsere Wahrnehmungen und Informationen und integrieren sie.

In unserer Leiblichkeit begegnen wir der Welt. Um uns die Welt „einverleiben“ zu können, müssen wir sie uns handhabbar und begreifbar machen.

Es geht um die Wahrnehmung unseres Körpers, mit dem Aufspüren des eigenen Körpers gewinnen wir die Fähigkeit, mit unserem Körper und seinen Funktionen vertraut zu werden, sich in unserem Körper zu Hause zu fühlen, den Körper, wie er ist zu akzeptieren.

Die Begründerin der Eutonie, Gerda Alexander[21] spricht von der Stärkung der Persönlichkeit, indem man den Körper mit Bewusstsein durchdringt.

Das Wiedererleben von körperlichen Erlebnissen wie Drehungen, Spüren von Spannungen und Dehnungen, Spiel mit dem Gleichgewicht, Berührungen und Rhythmen und die damit verbundenen emotionalen Erlebnisse wie z.B. Bewegungsfreude oder Empfindsamkeit können die elementare Erfahrungswelt wiedereröffnen.

In-wendig–Lernen. Wahrnehmung auf innere Prozesse richten, auf innere Beweggründe.

Die Verarbeitung von Sinneseindrücken

Es gibt Erkenntnisse darüber, dass Menschen mit besonderer Sensibilität auf sensorische Empfindungen besonders emotional reagieren, wenn wir die sensorische Präferenz eines Menschen verstehen, ermöglicht es uns einen besseren Zugang und damit bessere Hilfsmöglichkeiten.

Es geht immer auch um das Abspeichern des Gefühls, dass jeweils entsteht und kann so mit anderen Materialien aus dem täglichen Umfeld wiederholt werden und bekommt so einen Platz im Leben.

Das Ziel soll sein, neben der Integration noch aktiver Reflexe das körperliche Repertoire zu erweitern, ein sicheres Körperbild zu erstellen, das sich auf das Selbstbewusstsein auswirkt**, sich seiner selbst bewusst zu sein.**

Ein gesundes Selbstbewusstsein stärkt immer da, wo das Wahrnehmungssystem in die Defensive gehen will, wo das

Alarmsystem mit Rückzug oder Verweigerung das Überleben sichern will.

UNSERE SINNESORGANE ZUR WAHRNEHMUNGSVERARBEITUNG

Körpernahe Sinne

1.Taktiles System: Informationen über die Haut

In der Haut befinden sich zahlreiche Rezeptoren (Fühler), Sie informieren unser Gehirn über unsere Empfindungsqualitäten.

Grober und feiner Druck, Berührungen, Vibrationen, Kitzeln, Temperatur, Oberflächenbeschaffenheit und Schmerz. In unseren Händen und Füßen befinden sich die meisten dieser Tastkörperchen.

„Berühren verboten“, „bitte nicht anfassen“- solche Verbotssignale sind typisch für unsere Gesellschaft, in der Tasten und Berühren zu den weniger akzeptierten Sinneswahrnehmungen gehören.

Dabei ist die Haut das größte sensorische Organ des Körpers, sie umhüllt unseren ganzen Körper und stellt so die Schranke zwischen innen und außen dar. Insofern ist sie das Kontaktorgan, das die Beziehungen von Körpergeschehen und Umwelt regelt. Die Haut übernimmt viele unterschiedliche Funktionen und ist für das Überleben des Menschen mitverantwortlich.

Zitat aus dem Buch“ Körperkontakt“ von A. Montagu:

“Die wesentlichste Sinnesempfindung unseres Körpers ist die Berührung. Sie ist wahrscheinlich die wichtigste Wahrnehmung im Prozess des Schlafes und Wachens, sie vermittelt Wissen von Tiefe, Struktur und Form, wir fühlen, wir lieben und hassen, sind empfindlich und empfinden durch die Tastkörperchen der Haut. Die Haut umhüllt uns vollkommen, sie ist das früheste und sensibelste Organ und neben dem Gehirn auch das Wichtigste."[2]

Die Berührungen, die wir Menschen von Geburt an erfahren, sind entscheidend für die Entwicklung unseres Körperbildes, für die Vorstellung, die wir von unserem Körper haben und die Beziehung, die wir zu ihm haben, das Bewusstsein von unserem Körper.

Der Tastsinn unterrichtet unser Gehirn über alles, wenn wir in Berührung kommen. In der Haut sitzen unterschiedliche und getrennte Sinnesrezeptoren für:

Wärme, Kälte, Druck, Berührung, Vibration und Kitzeln

In unseren Muskeln, an den Sehnen und an den Gelenken sitzen ebenfalls Sinnesrezeptoren, die unser Gehirn ständig über die Stellung und Bewegung unseres Körpers informieren, die kinästhetische Wahrnehmung.

Für den Säugling ist die Haut das wichtigste Kommunikationsmittel, über die Haut nimmt er die ersten Informationen aus seiner Umwelt auf. Die Berührung seiner Haut gibt ihm Vertrauen und Sicherheit und bestimmt seine emotionale Beziehung zur Mutter oder einer anderen Bezugsperson.

Durch die Berührung der Haut werden dem Gehirn Informationen über Ausdehnung und Grenzen des Körpers vermittelt, über die taktile Wahrnehmung entsteht ein „inneres Bild" vom Körper (Körperschema).

Die Haut kann auch Austragungsort konflikthafter Lebensbewältigung sein, sie ist ein Spiegel der Seele.

„Das geht mir unter die Haut. - Es ist zum aus der Haut fahren. - Etwas hautnah erleben. - Es ist kaum zu fassen. - Ich kann es nicht begreifen."

Ein Mensch, der über die Haut keinerlei Informationen erhält, ist nicht lebensfähig.

In der Haut befinden sich zahlreiche Rezeptoren (Fühler), sie informieren unser Gehirn über unsere Empfindungsqualitäten und der dorsale Vagusnerv bewertet sie nach Gefährlichkeit, bis hin zum Rückzug und zur Immobilisierung.

Grober und feiner Druck, Berührungen, Vibrationen, Kitzeln, Temperatur, Oberflächenbeschaffenheit und Schmerz.

2.Kinästhetisches System: Tiefensensibilität gibt Informationen über Muskeln, Sehnen und Gelenke.

Über dieses System erfahren wir etwas über die Stellung der Körperteile zueinander, über die Muskelspannung und die Kraft, die wir für eine Bewegung brauchen. Die Reizaufnahme erfolgt über unsere Eigenbewegung und die Kontraktion unserer Muskeln.

Körperbewusstsein entsteht nicht im Kopf, sondern mit der Durchströmung des Körpers durch Bewusstheit, es heißt auch nicht Körperbewussthaben, sondern Bewusstsein, Bewusstsein der Atmung, der Haut, der Muskeln, Sehnen und Gelenke.

Unser Körper hat die Möglichkeit, sich im Lot zu halten, das heißt, die einzelnen Körperteile stehen ausbalanciert aufeinander, so dass das Knochengerüst sich nahezu selbst trägt. In einem aufgerichteten Körper sind die Spannungsverhältnisse harmonisch. So hält das Zusammenspiel von Knochen, Muskeln, Bändern, Sehnen und Bindegewebe den Körper aufrecht.

Ist der Körper nicht im Lot, wird die Schwerkraft verstärkt an den Körperteilen ziehen. Ist der Kopf gesenkt, wird die Schwerkraft ihn weiter nach unten ziehen. Die Muskeln müssen versuchen, ihn oben zu halten.

Das kostet viel Kraft.

Die Schwerkraft zieht also ständig an allem, was aus dem Lot ist. Sie rückt die betroffenen Körperteile mehr und mehr aus ihrer ursprünglichen Position, bis das ganze Leben ein Kampf gegen die Schwerkraft wird.

Physisch gesehen kommt die Haltung von innen her. Haltung bedeutet, dass etwas gehalten werden muss. Solange wir im Gleichgewicht stehen, gibt es nichts zu halten, erst wenn wir aus dem Gleichgewicht kommen sind wir gezwungen das Fallen zu verhindern, oder etwas zu verändern.

Der Haltungsaufbau wird bestimmt von 3 Schwerpunkten: der Fußaufrichtung, der Beckenaufrichtung und der Aufrichtung von Schultergürtel und Kopf.

Neurologische Untersuchungen zeigen, dass die Reizung der Rezeptoren der kurzen Zehenmuskeln sich reflektorisch auf die Kräftigung der Rückenmuskeln auswirkt.

Beim Menschen wirken die Dehnungsrezeptoren der Fußmuskeln und die Druckrezeptoren der Haut entscheidend in die Haltungsregulierung des Rumpfes ein. So wird eine Haltungsstörung des Rumpfes oder der Wirbelsäule in optimaler Weise nicht durch Willkürimpulse oder Kräftigung einzelner Muskelgruppen ausgeglichen, sondern durch einen Zehenhochstand, das heißt durch massive propriozeptive Impulse in den unteren Extremitäten. Der Zehenstand beweist sich also als eine der besten Haltungsübungen auch für die Aufrichtung der Wirbelsäule.

Grundpositionen:

Liegen:

Verschiede Arten des Liegens als Vorgang bewusst wahrnehmen.

Durch die liegende Erfahrung des tragenden Untergrundes beginnt sich unsere Bewegungsentwicklung im spielerischen Erproben von Schwerkraft und Widerstand systematisch zu entfalten, bewusst mit möglichst wenig Muskelkraft aufstehen, mit Bewusstheit vorgehen. Der Mensch kommt letztlich ohne Unterstützungsfläche zur Welt, der Säugling ist auf die Unterstützungsfläche Mensch angewiesen, den menschlichen Körper, der Rückmeldungen gibt.

Sitzen:

Verschiedene Arten des Sitzens ausprobieren und bewusst wahrnehmen, wo befinden sich meine Sitzbeinhöcker.

Was geschieht mit der Wirbelsäule beim Sitzen, wie kippt das Becken, wohin zeigt das Sitzbein? In welcher Position brauche ich am wenigsten Muskelarbeit? Wie sitze ich am liebsten, wie halte ich meine Beine. Mit möglichst wenig Muskelkraft aufstehen und sich bewusst machen, wie die Bewegung entstanden ist.

Stehen:

Verschiedene Positionen des Stehens einnehmen, sie bewusst wahrnehmen: wie ist der reguläre Stand, wo liegt mein Körperschwerpunkt, wo ist die Grenze zum Falle, wie ist meine Beinstellung, wenn ich sicher, wie, wenn ich unsicher stehe...?

Gehen:

Jeder Mensch hat seinen Gang und dieser Gang zeigt, wie er mit sich und der Welt in Kontakt ist. Bewusst gehen: wie starte ich die Bewegung, wie fließt die Bewegung?

Es ist möglich, die Verfassung eines Menschen anhand seiner Bewegungen zu erkennen.

Es kommt vor, dass wir einen Freund oder Verwandten aus einer großen Distanz nur an seinem Gang oder seiner Haltung erkennen. Der Mensch ist in der Lage, seinen Gang zu ändern. Möchte er der Welt zeigen, wie schlecht es ihm geht, schlurft er durch die Gegend und hält den Kopf gesenkt.

Für die Kunst des Gehens ist es unumgänglich, dass jeder Schritt und jede Bewegung die eigene Entscheidung sind.

Gehen ist Leben und Leben heißt, sich zu bewegen. Durch bewusstes Gehen können Bewegungen frei werden.

4. **Vestibuläres System:** Gleichgewichtssystem

Es ist für die Aufrechterhaltung des Körpers und für die Orientierung im Raum verantwortlich. Seine Halte und Stellreaktionen sind ständig herausgefordert, weil der Körper sich durch Lageveränderungen gegen den dauernden Zug der Schwerkraft aufrichten muss. Es befähigt darüber hinaus den Organismus, Beschleunigungen und Drehbewegungen wahrzunehmen und sich darauf einzustellen.

Wie fühlt es sich an, im Gleichgewicht zu sein?

Das Gleichgewicht zu erspüren geht nur über das Balancieren oder die Balance. Es geht um die Wahrnehmung der jeweiligen Muskelspannung.

Unsere Muskelspannung ist ein hochsensibles Instrument, mit dem es uns möglich ist, herauszufinden, wo wir übermäßig viel Energie verbrauchen oder wie wir unsere Energien wieder erneuern können. Es geht um die Wahrnehmung der Veränderung, mit der inneren Achtsamkeit. Balance findet dann statt, wenn die Veränderung der Muskelspannung und der Krafteinsatz bewusst wahrgenommen werden. Bewusstheit durch Bewegung.

Für den Körper bedeuten Füße und Hände etwas Besonderes. Kein anderes Sinnesorgan reicht nach außen, um die Welt um uns zu berühren, sie zu durchschreiten. und zu behandeln. Füße und Hände erfühlen, was den Erscheinungen zugrunde und was >auf der Hand< liegt.

Der Fuß kann als Symbol der Lebenstüchtigkeit gelten. Das zeigt sich im übertragenen Sinn in vielen Sprichwörtern:" auf großem Fuß leben, gut zu Fuß sein, soweit die Füße tragen."

Ein leistungsfähiger Fuß bedeutet Grundlage für den Haltungsaufbau und die Bewegungsleistungen des Menschen. Nur durch richtige Be - und Entlastung kann der Fuß seine zahlreichen Muskeln, Bänder, Gelenke voll ausnutzen und entstandene Schwächen ausgleichen. Der Fuß muss stützen, halten, aber auch tasten, greifen, ebenso kräftig wie geschmeidig und elastisch sein. Der Fuß wird zur Lahmheit gezwungen und in ein mehr oder minder starres Korsett hineingezwängt.

Vom Fuß her baut sich die Haltung auf. Gibt er nach, folgen andere Körperteile, z.B. die Knie, die Wirbelsäule. Je elastischer der Fuß das Körpergewicht abfängt, desto weniger staucht die Wirbelsäule.

5.Geruchssinn (olfaktorisch)

Der Geruchssinn funktioniert vorwiegend auf einer unbewussten Ebene, die Geruchsnerven sind direkt mit dem Gefühlsbereich unseres Gehirns verbunden.

Der Geruchssinn ist sehr empfindlich, wir können einen Duftstoff unter vielen anderen wahrnehmen Wir verfügen jedoch über kein geeignetes Vokabular, um über Gerüche zu sprechen und können nur vergleichend feststellen, dass etwas zum Beispiel wie eine Rose, wie eine Erdbeere usw. riecht, wir können sie nicht analytisch in Sprache umsetzen, sondern nur assoziativ oder bildlich ausdrücken.

Gerüche wecken Emotionen. Häufig sind Erinnerungen an die Kindheit mit bestimmten Gerüchen verbunden. Düfte werden auch zu therapeutischen Zwecken eingesetzt.

„Die Nase voll haben, jemanden nicht riechen können, etwas geschmacklos finden, bis zum bitteren Ende, in den sauren Apfel beißen“, dies sind bekannte und gängige Phrasen aus dem Alltag. Offenbar begleiten Geschmacks- und Geruchssinn unbewusst unseren Alltag, sind aber tief in unserem Gedächtnis verhaftet und lösen Erinnerung aus.

Geschmacks- und Geruchssinn resultieren aus der Wechselwirkung chemischer Verbindungen mit den Sinneszellen auf der Zungenoberfläche und denen der Nase, sie sind ganz individuellen Unterschieden unterworfen. Jeder Mensch reagiert unterschiedlich auf Art und Konzentration eines Stoffs. Der Geruch dient dem dorsalen Vagusnerv zur Gefahreneinschätzung.

6.Geschmackssinn (gustatorisch)

Der Geschmackssinn ist ein Nahsinn. Nur was in Kontakt mit der Zunge kommt, kann Geschmacksempfindungen auslösen. Normalerweise treten gleichzeitig Geruchsempfindungen auf. Diese sind subjektiv nicht von den Geschmacksempfindungen zu trennen. Geruch und Geschmack haben eine sehr enge Verbindung zueinander. Erst durch den Geschmackssinn können wir Nahrung genießen, ähnlich aussehende Nahrungsmittel voneinander unterscheiden. Die biologische Bedeutung des Geschmacksinns liegt bei der Bestimmung und Auswahl von Nahrungsmitteln nach den Qualitäten süß, sauer, salzig und

bitter. Süß und salzig wird vorwiegend von der Zungenspitze wahrgenommen, sauer vorwiegend vom Zungenrand und bitter am Zungengrund.

Bereits im Mutterleib kann das Ungeborene schmecken. Seine Geschmacksknospen sind ab dem 3. Monat ausgebildet.

Bei der Geburt sind die Geschmacksempfindungen bereits gut entwickelt. Das Neugeborene reagiert auf süße und salzige Stimuli gewöhnlich mit Saugreflexen und auf sauren oder bitteren Reiz mit Vermeidungsreaktionen.

Körperferne Sinne

7.Auditives System, Hörsinn, Das Ohr (akustisches System)

Das Ohr ist das erste funktionierende Sinnesorgan.

Unser Ohr ist das Tor zur Welt, die Pforte zum Bewusstsein, es holt die Welt in den Menschen herein.

Das Ohr ist auch ein Kraftwerk für Energie, es hat die Funktion, unser Gehirn mit Energie zu versorgen, in ganz besonderem Maß durch die hohen Obertöne.

Im Innenohr liegt unser Gleichgewichtsorgan, ohne das wir uns nicht gegen den Zug der Schwerkraft bewegen könnten. Das Gleichgewichtsorgan nimmt die tiefen Frequenzen als Rhythmus war.

Rhythmus regt die Muskulatur an, er geht in die Beine. Die tiefen und hohen Frequenzen dienen dem dorsalen Vagusnerv auch zur Gefahreneinschätzung.

Die Entstehung des Gehörs erfolgt bereits in der ersten fetalen Entwicklungszeit. Bereits mit 4 ½ Monaten ist das Gehör funktionsfähig. Alfred Tomatis[22], französischer Ohrenexperte, vertritt die anerkannte wissenschaftliche Auffassung, dass eine Form von Hören der körpereigenen Klänge schon vorher möglich ist, er spricht vom Klang des Lebens, von der ersten Wahrnehmung des Menschen. Alle späteren Klänge und Geräusche sind Modulationen dieses Klangs. Die Stimme der Mutter wird über die Wirbelsäule in den Bauchraum und das Becken weitergeleitet und dadurch in den hohen Frequenzen noch verstärkt. Die weiteren Außengeräusche gehen den Weg über das mütterliche Trommelfell und ihre Knochenvibration an den Embryo.

Das Ohr wird durch gesunde Außenstimulantien und durch unsere eigene Stimme angeregt, fehlen die hohen Frequenzen, wird die Hirnrinde nicht ausreichend mit Energie versorgt und die hohen Frequenzen werden immer schlechter gehört. (Altersschwerhörigkeit)

Ohrerkrankungen hängen oft mit seelischem Druck und Verspannungen der Halswirbelsäule zusammen.

Klangerlebnisse und Erfahrungen mit der eigenen Stimme sind Schlüsselreize für eine bessere Körperwahrnehmung und damit ein Weg zu unseren verborgenen, inneren Möglichkeiten, sie dienen auch der Stimulierung des ventralen Vagusnervs.

8.Visuelles System, Sehsinn, Das Auge (visuelles System)

Die meisten Sinneseindrücke von unserer Umwelt erhalten wir über das visuelle System mit dem Sinnesorgan Auge.

Was dabei gesehen wird, ist immer abhängig vom Standpunkt des Betrachters, seiner Position im Raum und von seiner Einstellung, Vorerfahrungen und Beobachtungshintergrund.

Sehen ist heute oft eine Dauerbelastung,

Sehen im Sinne von verweilendem Sehen, von In-Beziehung-Setzen, gelingt weniger gut.

Die Leistungen des Sehens umfassen:

-fokales Sehen: Erkennen von Farben und Formen, Unterscheidung von Mustern

-räumliches Sehen: Figur-Grund-Wahrnehmung

Sehen mit der Körperbewegung koordinieren, Augen-Hand-Koordination

Farbwahrnehmung, Formwahrnehmung

70 % unserer Sinneseindrücke nehmen wir über die Augen auf, der Sehsinn ist heute also der Sinn, den wir am häufigsten benutzen, aber auch überstrapazieren.

Am Vorgang des Sehens ist der ganze Mensch beteiligt, mit seiner individuellen Art, die Umwelt wahrzunehmen.

Sehen ist an Bewegung gebunden, an Koordination des ganzen Körpers.

Das Sehen funktioniert über den Kontrast von Hell und Dunkel. Die Leistungen des Auges sind Helldunkel Unterscheidung, Farbensehen, Muster erkennen und Formen erkennen.

Der Sinnesapparat braucht Licht, aber auch die Dunkelheit, um sich regenerieren zu können. Beim Sehvorgang werden vom Auge empfangenen Informationen geordnet und weiterverarbeitet, wesentliches wird hervorgehoben, Eigenschaften des ganzen auf den Teil übertragen und umgekehrt. Nur 10% des Sehvorgangs findet im Auge selbst statt, 90% findet im Gehirn statt.

Farbwahrnehmung:

Farben sind wie Töne eine der Ursprachen der Welt, deren Botschaften über Jahrtausende tief in unser inneres gesunken sind.

Der englische Physiker Isaak Newton entdeckte, dass jede Farbe- genauso wie jeder Musikton- eine eigene, physikalisch messbare Schwingung hat, somit eine unterschiedlich hohe Energie ausstrahlt.

Die Schwingungen der Farbe beeinflussen den Menschen, Licht und Farbe werden ebenso vom Auge als auch von der Haut wahrgenommen, allerdings nicht so differenziert. Es besteht auch ein enger Zusammenhang zwischen Farben und Gefühlen,

Farben haben eine wohltuende, heilende Kraft für Körper, Seele und Geist.

Farben haben auch eine wichtige Bedeutung für die tiefergelegenen Schichten des Unbewussten, in dem Wissen und Erfahrungen der gesamten Menschheit gespeichert sind.

Es gibt eine Farbsymbolik, ein Erleben mit der jeweiligen Farbe. Das Farberleben benötigt auch immer wieder die Dunkelheit, die notwendig ist, um die Augen zu regenerieren. In der Dunkelheit wird in den Sehzellen neues Sehpurpur gebildet, der für das Sehen unerlässlich ist.

Gelb

Gelb ist die hellste und leuchtendste Farbe im Regenbogen und wird als Sonnenfarbe angesehen. Goethe sagte: Gelb ist die nächste Farbe am Licht. Gelb provoziert Aufmerksamkeit, sie wirkt aktiv und reizvoll, aber auch gefährlich.

Gelb steht für Heiterkeit, Lebensfreude, Lebhaftigkeit.

Aber auch negative Energien gehen von Gelb aus. Mit Gelb zusammen werden Neid, Eifersucht oder Egoismus genannt. Gelb zählt zu den zwiespältigen Farben.

Gelb gilt als das stärkste Antidepressivum unter den Farben, es regt bei kreativer, geistiger Arbeit an, es empfiehlt sich für den Arbeitsplatz.

Gelb wirkt reinigend und heilend für die Haut. Mit Gelb lassen sich Blockaden lösen. Gelb wirkt leicht blutdrucksteigernd.

Rot

Rot ist eine sehr aktive Farbe, sie drückt Lebendigkeit aus, aber auch Verletzlichkeit, etwa beim Bluten. Rot ist die Farbe der Extreme und der Beachtung, sie soll aufmerksam machen.

Sie ist die Farbe der Liebe und auch die des Hasses, jemand sieht rot vor Wut. Rot ist die Farbe des Feuers und der Gefahr. Rot steht für Selbstvertrauen und Kraft

Rot wirkt stark anregend, beschleunigend, tonisierend, durchblutungsfördernd, entwässernd, entstauend und antreibend.

Rot wirkt bei Müdigkeit und Melancholie und zur Stärkung geschwächter Organe Stoffwechsel und Verdauung werden angeregt.

Grün

Grün ist die Farbe des Pflanzlichen, des Wachstums, sie steht für Jugend und Frische. Sie ist Symbol für Entstehung, Hoffnung, Leben, Energie.

Grünes Licht signalisiert Sicherheit, keine Gefahr. Grün wirkt beruhigend, ausgleichend, entspannend und vermittelnd. Grün wirkt bei entzündlichen und fiebrigen Prozessen, grün wirkt entgiftend. Grün stimuliert die Hormontätigkeit.

Blau

Blau steht für den Bereich des Fühlens und der Tiefe und Weite, Blau ist Gefühl, Intuition und führt den Menschen in seine eigene Mitte. Blau ist die Symbolfarbe des Wassers.

Blau besitzt eine kühlende zusammenziehende Wirkung. Es wirkt fiebersenkend und kann bei Spannungszuständen helfen. Blau wirkt krampflösend und beruhigend. Blau gleicht die Energien im Körper aus, wie z.B. bei Überaktivität.

9. Atmen und entspannen

Ein Beispiel körperlichen Gewahrwerdens ist das eigene Atmen: In dem Maße, wie es einem gelingt, sich auf das Atmen zu konzentrieren, kann man es als Prozess erfahren.

Gibt man sich dem Vollzug des Atems ohne Anstrengung und ohne Kontrolle hin, so wird man entdecken, dass das Gewahrwerden des Atems etwas ganz anderes ist als das Nachdenken darüber. Sobald ich über das Atmen nachdenke, kann ich den Vollzug des Atems nicht mehr wahrnehmen.

Der Atem ist unsere wichtigste Verbindung zwischen uns und unserer Umwelt. Atmen ist geben und nehmen, ist Austausch zwischen Innen und Außen, im Ausweiten und Einengen durch den Atem erfahren wir unseren Körperinnenraum,

Der Körperinnenraum ist die Grundlage einer bewussten Vorstellung, die wir von unserem Körper haben.

Wer ruhig atmet und einen langen Atem hat, wer seinen Dampf ablassen kann, der ist zweifellos in einer besseren Verfassung als der, der nach Atem ringt, dem der Atem stockt, der kurzatmig ist. Der Atem soll ungestört und gleichmäßig durch unseren Körper fließen, in unserem eigenen Atemrhythmus.

Das Ausatmen ist hergeben, loslassen, im vollen Ausatmen bekundet sich das Vertrauen zum Leben. Wenn wir die Ausatmung nicht vollständig zulassen, haben wir immer eine gewisse „Einatmungsspannung“, kann man bei Menschen beobachten, die unter Stress stehen.

Gründlich ausatmen entschlackt, entsäuert und entgiftet. Ausatmen, z.B. in Form eines Seufzers bedeutet Befreiung von inneren Spannungen.

EXKURS: STRESSREDUKTION MIT VAGUS TRAINING

Ein Vagus Training hat zum Ziel, den Körper über Bewegung in Entspannung zu bringen, der

Sympathikus soll beruhigt werden, der Parasympathikus soll zum Zug kommen. Das Gehirn soll in einen Entspannungszustand gelangen, Selbstheilungskräfte können aktiviert und Stresshormone abgebaut werden. Es geht um langsame und sanfte Bewegungen, die zur Entspannung führen. Hirnnerven sind besondere Reizüberträger, sie schaffen es Informationen komplexer weiter zu leiten als periphere Nerven, sie verbinden motorische Funktionen eng mit Entspannungsreaktionen. Werden Atmung, Augen, Kehlkopf oder Zunge aktiviert, wird dadurch gleichzeitig eine Tiefenentspannung des Herzens, der Lunge des gesamten Bauchraums, sowie die der Muskel-Sehnenkette bewirkt.

Für den ventralen Vagus, ist die subjektive Wahrnehmung von Sicherheit notwendig, der dorsale Vagus steuert die viszeralen, inneren Prozesse im Körper.

Ein gestärkter Vagusnerv unterstützt die Erholung, baut die Anspannung ab, bedingt durch Stress. Er kann stimuliert werden durch:

Kälteanwendungen, kalte Auflagen auf die Stirn, Wechselduschen, passt sich der Körper an die Kälte an, übernimmt der Parasympathikus die Führung, der Körper entspannt.

Bewusstes Atmen, insbesondere eine verlängerte Ausatmung reinigt und stimuliert.

Die Ruheatmung wird durch den Vagus gesteuert, die Stressatmung unterliegt dem Sympathikus.

Wenn eine Situation nicht mehr durch Kampf und Flucht reguliert werden kann, übernimmt der dorsale, nicht-myelinisierte Vagus die Kontrolle und bewirkt die maximale Reduktion der Atmung bis zum Atemstillstand.

Die Atmung ist ein untrüglicher Indikator für unseren inneren Zustand, sobald die Atmung beschleunigt wird, verstärkt sich auch die Aktivität des Herzens und die Stressreaktion setzt ein.

Bewusste Atmung sollte in einem 4711 Rhythmus erfolgen, 4 sec. einatmen, 7 sec. Ausatmen, 11-mal. So kommt es zu einer vertieften Atmung, die den Körper gut mit Sauerstoff versorgt und den ventralen Vagus stimuliert.

Singen und Summen führen zur Vibration der Stimmbänder des Kehlkopfes und des vagalen Vagus Bereichs, an der Vorderseite des Körpers.

Bei Kleinkindern zeigt sich der Wert einer gut entwickelten Vagus-Bremse mit einem Wahrnehmungssystem, dass mit allen Sinnen arbeitet, so zeigt sich eine gute

Fähigkeit, mit stressbeladener Situation ruhiger umzugehen, eine gute Prognose sowohl für die Gesundheit, als auch im Sozialverhalten.

EXKURS: DIE KOMPETENZ EINES SÄUGLINGS

Die Verhaltenszustände eines Neugeborenen beschränken sich nicht auf Schlaf, Hunger, Nahrungsaufnahme, Unruhe, Schreien oder lebhafte Aktivität. Von Geburt an befindet sich der

Säugling in einem Zustand der sogenannten wachen Inaktivität, in dem er körperlich ruhig und wach ist und offenbar äußere Vorgänge in sich aufnimmt. Darüber hinaus kann die wache Inaktivität mehrere Minuten lang, manchmal noch länger andauern und sie tritt regelmäßig und oft auf, solange das Kind wach ist.

Der Blickkontakt spielt hierbei eine besondere Rolle, denn durch das Blickverhalten signalisieren Säuglinge am deutlichsten ihre Interessen. Blickkontakt-Aufnahme und die Vorliebe für das menschliche Gesicht lösen bei Erwachsenen intensive liebevolle Zuwendung aus.

So sind die frühen Wahrnehmungsfähigkeiten in einem umfassenderen Zusammenhang mit der Entwicklung einer Beziehung und eines Selbst zu sehen, sie beeinflussen den Aufbau der Eltern-Kind-Beziehung.

Der Säugling kann von Geburt an verschiedene Sinneseindrücke in Beziehung setzen, es kann aber auch zu einer Überreizung kommen, wenn die Aufmerksamkeitsfähigkeit überschritten wird.

Ein Säugling, der seinen Blick abwendet oder erst gar keinen Blickkontakt aufnimmt, signalisiert, dass er im Moment kein Interesse an einem Austausch hat.

Insbesondere der Blickkontakt ist für Neugeborene ein hochgradig erregender Reiz. Mit der Blickabwendung signalisiert er, dass er eine Erholungspause benötigt, da seine Konzentrationsmöglichkeiten erschöpft sind. Dies ist eine sehr wichtige erste Fähigkeit zur Selbstregulation.

Selbstregulation führt idealerweise zu Wohlbefinden. Ein optimaler innerer Erregungszustand gewährleistet wiederum optimale Wahrnehmungsverarbeitung und das Gelingen von Lernprozessen. Alle frühen Fähigkeiten sind nach der Geburt weiterhin in Entwicklung begriffen, in der Auseinandersetzung mit der Umwelt.

Diese Fähigkeiten ermöglichen es dem Säugling, dass verschiedene Erfahrungen und Sinneswahrnehmungen miteinander in Beziehung gesetzt werden und dadurch sowohl in sich selbst, wie in der Welt, eine Ordnung erfahren wird. Hier sind die Grundbausteine des Selbst- und Objektempfinden, es entsteht das Gefühl, Urheber seiner Handlungen zu sein.

Schon Säuglinge sind, wie alle Menschen, individuell verschieden in ihren Charaktereigenschaften.

Früher galt der Säugling als ein Wesen mit äußerst geringen Fähigkeiten, ihm wurden jegliche Fähigkeiten abgesprochen, sich mit der Umwelt auseinander zu setzen, man glaubte sogar, dass der Säugling weder hören noch sehen könnte.

Heute ist gesichert bekannt, dass schon der Säugling über soziale Kompetenz verfügt, er ist gut vorbereitet, sich den Anforderungen des sozialen Lebens zu stellen und seine eigenen Bedürfnisse zum Ausdruck zu bringen.

Steht dem Kind ein soziales, seinen Bedürfnissen entsprechendes Bezugssystem zur Verfügung, trägt dies zur Entwicklung einer sicheren Bindung des Kindes an seine Eltern bei.

Diese Bindung ist die Basis für die Entfaltung des Explorationsverhaltens, dass heißt, dieses Verhalten führt das Kind hinaus in seine zunächst engere, dann weitere Umgebung, in der es neuen Anforderungen begegnet. Die Eltern sind dabei die sichere Basis, zu der das Kind zurückkehren kann.

ACHTSAMKEIT STABILISIERT DAS VAGALE SYSTEM

Die Kraft und Energie, die in Körperhaltungen gebunden wird, und die nicht dem zugrunde liegenden Organisationsprinzip entsprechen, beeinflussen sowohl die Qualität unserer Bewegungen, als auch die geistige Beweglichkeit und emotionale Situation.

Gewohntes auf bewusste, unterschiedliche Art und Weise tun, verändert das Erleben und führt zu einer größeren Aufmerksamkeit

Berührung ist ein lebenswichtiges Element unserer menschlichen Existenz, Hautkontakt geht unter die Haut. Berührung ist ein äußerliches Geschehen, auf das der ganze Körper reagiert, auch innerlich. Über unsere Haut nehmen wir beständig Empfindungen über uns selbst und unsere Umwelt auf. Sie umhüllt uns als Grenze, lässt uns spüren, wo wir als Körper enden, sie ist unser größtes Sinnesorgan, sie nimmt über Tastkörper Empfindungen wie Druck, Temperatur, oder Schmerz auf.

Die individuelle Empfangsbereitschaft eines Menschen für taktile Reize wird von seinem jeweiligen Spannungs- und Erregungszustand sowie der aktuellen Aufmerksamkeit maßgeblich beeinflusst.

Im Umkehrschluss führt Achtsamkeit dazu, dass der Erregungszustand des Körpers schneller und sicherer reguliert werden kann.

Achtsamkeit ist ein aufmerksames Beobachten, ein Gewahrsein, dass völlig frei von Motiven und Wünschen ist.

Leben im Hier und Jetzt, Gewahrsein und Präsenz, Körperwahrnehmung ist Gewahrsein im Alltag, sich des eigenen Körpers gewahr werden beim Atmen- Essen-Stehen-Gehen.

Viele Spannungsmuster, die sich im Laufe der Jahre ausgebildet haben, stören den natürlichen Ablauf im Körper und bei Bewegungen.

Das Ziel von Übungen ist eine bewusste Steuerung von Bewegungsabläufen. Bewusstsein entsteht, indem du fühlst, was jetzt in diesem Moment ist. Bewegung können wir nur in dem Augenblick wahrnehmen, in dem wir sie ausführen. Bewegung geschieht immer jetzt und findet hier, in diesem Körper statt. Dein Körper ist der Ausdruck deines Bewusstseins.

Als Erwachsener hat man schon verlernt, im Moment zu lernen. Achtet man einmal im Alltag darauf, wie und was passiert, wenn man eine Tür öffnet. Wahrscheinlich ist der Kopf schon im anderen Zimmer, während die Hand mit viel zu viel Kraftaufwand und mit angezogenen Schultern, die Türklinke herunterdrückt. Wer nicht im Moment ist, fühlt nicht, was in dem Körper passiert. Die Gedanken sind schon da, wo die Wirklichkeit noch nicht ist.

In der Beobachtung eines Kindes kann gut beobachtet werden, dass ein Kind sich Zeit und Ruhe nimmt, den Moment zu erleben, einen Gegenstand zu fühlen, Hand, Fuß und Mund einzusetzt, achtsam einen Begriff durch Greifen bilden. Das kleine Kind nimmt über das Sinnessystem alle möglichen Informationen auf und gibt sie zur Abklärung und zum Vergleich mit schon vorhandenen Informationen an das Gehirn weiter.

Anstatt mit unseren Gedanken im Außen, in der Vergangenheit oder Zukunft zu sein, bleiben wir in unserer Aufrichtung gegen die Schwerkraft mit Kopf, Hals, Wirbelsäule, Hüfte, Armen, Händen, Beinen und Füssen, in diesem Moment – im Jetzt.

Die Aufmerksamkeit für Hals, Kopf, Rücken, Atmung u.s.w. wirkt befreiend und gibt Selbstsicherheit. Diese Veränderung bedarf aber des Halts und der Sicherheit durch Begleitung, in einer haltgebenden Atmosphäre.

Mit haltgebender Fürsorge können auch in einer scharfgeschalteten Alarmanlage neue Wege gebahnt werden.

Deshalb scheint die Kräftigung des vagalen Tonus und damit die Stärkung des

Parasympathikus die Grundlage in der Integration früher Reflexe zu sein.

Die Sinnesorgane sind also das Tor zur vagalen Steuerung, die Möglichkeiten, mit denen ein Mensch auf die Welt kommt und die das Überleben im weitesten Sinne sichern.

Sehen, Hören, Riechen, Schmecken, Fühlen

Regulation im somatischen Zusammenhang

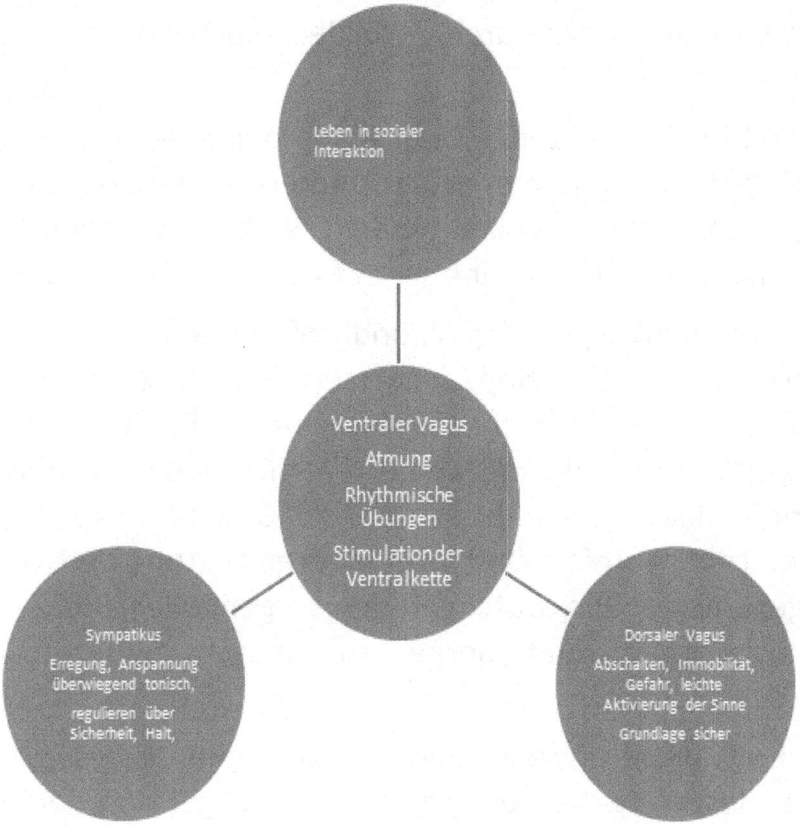

Selbstregulation führt idealerweise zu Wohlbefinden. Ein optimaler innerer Erregungszustand gewährleistet wiederum optimale Wahrnehmungsverarbeitung und das Gelingen von Lernprozessen. Alle frühen Fähigkeiten sind nach der Geburt weiterhin in Entwicklung begriffen, in der Auseinandersetzung mit der Umwelt.

Zu diesem Schatz an inneren Bildern gehören auch alle Reaktionsmuster, die in der Not auf den Plan gerufen werden mit Notfallhandlungen wie Flucht, Angriff, Schreien, Erstarren.

Diese Verschaltungsmuster, von Anbeginn an einsatzbereit, können durch spätere Erfahrungen abgeschwächt oder überformt werden, oder durch Vorbilder und Erfahrungen noch verschärft werden.

Der Mensch ist mit Hilfe des Denkens in der Lage, sein inneres Bild zu verändern, in dem er seine Aufmerksamkeit richtet. Wir werden, was wir denken oder was wir hören, in Notfallsituationen greifen wir aber auf ganz alte Bilder zurück.

Unsere Vorstellung über Körper- und Gefühlswelt erstellt schon vorgeburtlich Anteile seines späteren Bildes. Es entstehen Prägungen, die auch nachgeburtlich ihren Einfluss geltend machen. Zum Zeitpunkt der Geburt verfügt jedes Kind schon über innere Bilder, beeinflusst von der Situation der Mutter und deren Lebensumfeld und ihrer inneren Haltung dem neuen Leben gegenüber. Ein durchgehend sorgenvoller Blick, wird auch Unsicherheit und Sorge auf diesem inneren Bild hinterlassen.

Um der Kraft dieser inneren Bilder zu begegnen ist es gut, die Reaktionsmuster zu bearbeiten, die im Notfall auf den Plan gerufen werden. Daran beteiligt sind Informationen über das Gleichgewicht, über die Haut und propriozeptive Rückmeldungen.

Sich seiner selbst sicher zu sein, in Haltung und Gespür erleichtert ein positives Selbstbild.

Die Polyvagal-Theorie nach Dr. Stephen W. Porges beschäftigt sich mit der Suche nach Sicherheit

Gemäß der Polyvagal-Theorie von Stephen W. Porges[13] besteht das autonome Nervensystem nicht nur aus dem Sympathikus und dem Parasympathikus. Dieser besteht seinerseits aus zwei stammesgeschichtlich unterschiedlich alten Teilen, aus dem älteren dorsal vagalen System und dem jüngeren ventral vagalen System.

Diese drei Teile des autonomen Nervensystems wirken ständig zusammen und beeinflussen einander gegenseitig.

Der Sympathikus bereitet den Organismus darauf vor, mittels Muskelaktivität äußeren Herausforderungen gewachsen zu sein. Wird eine Situation als gefährlich und unsicher bewertet, versetzt er sich in Kampf und Fluchtbereitschaft. Der Sympathikus sorgt für Anspannung und Erregung, überwiegend in tonischem Muster.

Eine Aktivierung des ventralen Vagus ist Voraussetzung für die Fähigkeit zu Kommunikation und sozialem Kontakt, verbunden mit Mimik, Gestik und der Fähigkeit, die menschliche Stimme aus Hintergrundgeräusche herauszuhören. Der ventrale Vagus wird auch als sozialer Vagus bezeichnet, er hat auch die Funktion des Bremsens, er reduziert den Herzrhythmus und den Puls er bereitet ein Wohlgefühl. Der ventrale Vagus geht in die Entspannung, überwiegend atonisch.

Der dorsale Vagus immobilisiert den Organismus, seine Wirkung hängt davon ab, ob eine Situation als sicher oder als gefährlich bewertet wird, bei Lebensgefahr schaltet er ab (Totstellreflex).

Im Idealzustand pendelt das autonome Nervensystem zwischen Ruhe und Aktivität und sichert so das Überleben in sicherer sozialer Interaktion.

Das autonome Nervensystem pendelt zwischen Ruhe und Aktivität und sichert so Überleben

Soziale Interaktion gelingt, wenn der ventrale Vagus im Einklang ist mit Sicherheit und Geborgenheit.

Bei größerer Erregung, überprüft der Sympathikus die Situation und schätzt die Gefahr ein.

Im Flucht- oder Verteidigungsmodus erhöht sich die Herzfrequenz, die Stresshormone werden ausgeschüttet, die Muskelspannung steigt, das Mittelohr hört hohe und tiefe Töne extrem, die Haut reagiert hypersensibel, die Gewaltbereitschaft steigt, es geht ums Überleben, auch wenn die Erregung durch einen vermeidlich harmlosen Reiz ausgelöst wurde. Diese Situation tritt dann ein, wenn der Moro-Reflex nicht vollkommen integriert ist. In der Gefahreneinschätzung greift das System auf alte Erfahrungen zurück. Wenn das sympathische System überlastet ist, Flucht und Kampf nicht greifen, schützt das dorsale System mit Rückzug. Alles wird dann heruntergefahren, der Furcht-Lähmungsreflex führt in die Immobilität, geringe Muskelspannung, Vermeidung und auch Angst.

Der Dorsale Vagus macht es schwer, eine Veränderung zu ermöglichen. Co-Regulierung kann gelingen über ein Gefühl der Sicherheit über einfühlsame Menschen im Hier und Jetzt und auf der Körperebene.

In leichter Immobilität dann Halt und Sicherheit zu spüren und so durch regulierende Erfahrungen wieder ventralvagal einzuschwingen.

Physiologisches Überlebensprinzip

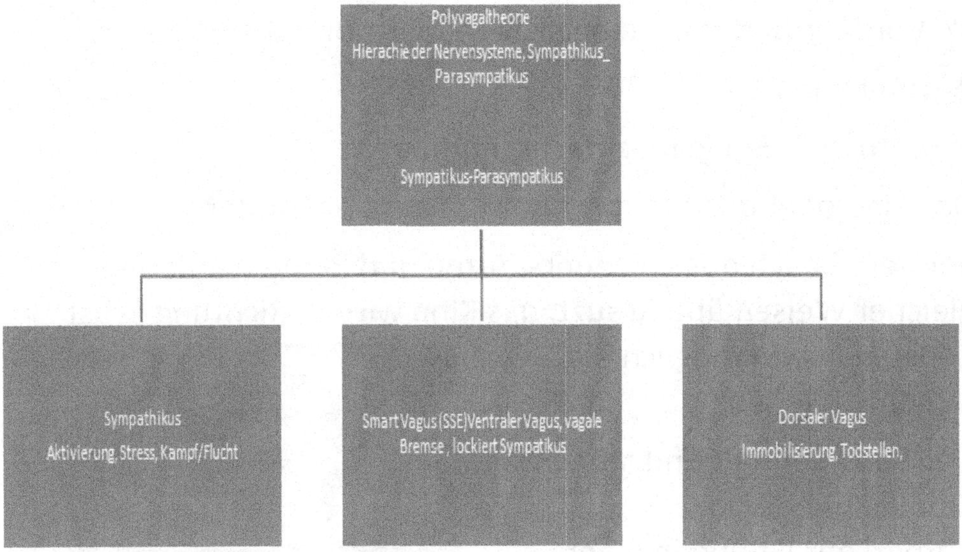

8.4 **AUFTANKEN** IM KONTAKT ZU EINER BEGLEITPERSON

Diese Möglichkeit kann nach eigenem Empfinden genutzt werden und soll die geschützte, intrauterine Situation des Fötus nachempfinden.

Das Auftanken kann auch als Ruhephase zwischen Entwicklungsschritten genutzt werden, also zwischen Level 1-2-3

Im Vordergrund steht eine sichere, harmonische Erfahrung

Auftanken

Einer fötalen Bewegung nachempfunden:

Das Kind oder der zu führende sitzt auf dem Boden

vor dem Bauch des Betreuers, Arme und Beine werden in gleicher Weisen überkreuzt, das Kinn wird in Richtung Brust gebeugt, wenn möglich die Augen schließen.

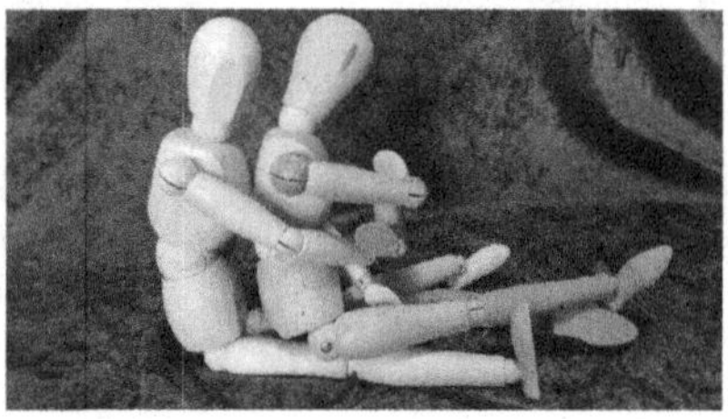

Der Betreuer hält und stützt das Kind, entweder im Körperkontakt und in einer Umarmung, wenn diese Position zu eng wird, kann an den Schultern geführt werden.

Die Überkreuzung der Beine kann im Langsitz erfolgen, wenn die Dehnung der Beinrückseite Schmerzen macht, können die Füße in Richtung Gesäß gezogen werden.

Es geht um die Wahrnehmung der haltenden Unterstützung und vertrauensvollen Führung.

Es geht um das Spüren jeweiliger Vor-Rückbewegung, seitliches Kippen in den Moment hinein, in dem der Körper mit Halte- und Stellreaktionen antworten will und in eine Rotation des ganzen Körpers, eine langsame Kreisbewegung beginnend mit der Vorzugsseite in beide Richtungen.

Die Bewegungsqualität soll langsam und an der Reaktion des zu Führenden gemessen sein.

Angebote zur Integration früher Reflexe

Level 1:

A- Atemübungen

B- Bürstenmassage

C- Klangmassage

D- Wiegen des Körpers in Rückenlage

E- Ruderboot

F- Päckchen, Beugen und Strecken

G- Seitliches Kippen, Hüftrotation

H- ATNR-Stimulator

Level 2:

A- Flugzeughaltung

B- Kippen in die Bauchlage

C- Verschiedene Bauchlagen

D- Seitlicher Ellenbogenstütz

E- Langsitz

F- Abgestützter Seitsitz

G- Kriechen

H- Vierfüßlerstand

I- Krabbeln

Level 3:

A- Hocke

B- Bärenstellung

C- Kniestand

D- Stehen

E- Gehen

Auftanken nach eigenem Gefühl

Tag	**LEVEL 1 (L1)** A/B/C/D/E/F/G/H	**LEVEL 2 (L2)** A/B/C/D/E/F/G/H/ J	**LEVEL 3 (L3)** A/B/C/D/E	**Auftanken** Embryo-nalübung
1				
2				
3				
4				
5				
6				
7				
8				
9				
10				
11				
12				
13				
14				
15				
16				
17				
18				
19				
20				

21				
22				
23				
24				
25				
26				
27				
28				
29				
30				
31				

Tabelle zum Vergleich der gewählten Bewegungen

Bitte täglich eintragen, was heute geübt wurde

Monat ....

Einen Tanz der Entwicklung finden als Grundlage für sicheres und selbstbewusstes Handeln

Bewegungen für die eigene Choreografie (Tanz) finden:

- aus den Bewegungen der Bewegungsentwicklung
- Übererregung abbauend, pendeln zwischen Ruhe und Aktivität
- Ein Tanz von Immobilität zur Harmonie, ein Tanz ins Leben.

LEVEL 1

<u>Angebote zur Verbesserung der Propriozeption und Zentrierung und zur Vorbereitung:</u>

<u>zur besseren Kontrolle von Nervus Vagus und Nervus Sympathikus</u>

Die Reflexintegration führt den Menschen immer in sein scharfgeschaltetes Schutzsystem, Reflexe werden ausgelöst. Im Vergleich mit einem Sicherheitsnetz in der Art eines Spinnennetzes wird in erster Linie deutlich, dass sowohl der Nutzer des Angebotes, als auch eine Begleitperson Ruhe haben müssen, die Zeit, sich langsam zu bewegen.

Die gewünschte Reifung des Systems erfordert in erster Linie Sicherheit und ein an Möglichkeiten reiches Wahrnehmungssystem.

Was für den Nutzer Sicherheit bedeutet, hängt von der eigenen Einschätzung und vom Alter ab.

Der tägliche Übungszeitraum gewinnt durch Rituale an Sicherheit.

Die Freude an Bewegung trägt auch zur Sicherheit bei.

Der körperliche- muskuläre Dialog steht auch für Sicherheit, es sei denn, dass Nähe schon als Alarmsignal vom System eingeschätzt wird. In dem Fall kann Sicherheit durch Kissen oder druckgebende Decken zur Unterstützung gefunden werden.

Anwendungsziel	**Anleitung**
L1A Atemübungen zur Entspannung	**Zu L1A**.: bewusstes Atmen, 4711 Atemrhythmus,
L1B.FLR + Moro Bürstenmassage zur taktilen Stimulierung und reflektorischen Anregung, Berührung als Zuwendung, Desensibilisierung bei taktiler Abwehr. Die Bürstenmassage eignet sich in der Kinderbehandlung, als	**Zu L1B**.: Als Trockenbürsten mit einer weichen Bürste an Armen und Beinen beginnend immer herzwärts gerichtet in leichten und kreisenden Bewegungen streichen. Es wird rechts begonnen, erst auf der Außenseite, dann auf der Innenseite. Als Ganzkörperanwendung werden Brust, Bauch Rücken mit einbezogen, das Gesicht

Partnerübung und auch in einer Selbstmassage **L1C** Klangmassage od. Vibrationen	nur auf Wunsch. Bei starkem Kitzelreiz punktuell etwas den Druck erhöhen oder das Bürsten selbst ausführen lassen. **Zu L1C:** Klangmaterialien können eingesetzt werden und die eigene Stimme über Summen und Singen
L1D Rhythmisches Schaukeln zur Reflexintegration, insbesondere des Spinalen Galants, diese Übung stimuliert das Gleichgewicht, es kräftigt die Nacken und Lendenmuskulatur, sie entspannt und aktiviert den Kortex	Zu **L1D.**: In Rückenlage sich selbst rhythmisch auf und abschieben, mit ausgestreckten Beinen mit dem Wippen der Füße beginnen und das Auf-und abschieben weiter fließen lassen. Dieses Angebot kann erweitert werden mit aufgestellten Füssen
Partnerangebot	
Positionen des Wiegen-und Gehaltenwerdens zur Entwicklung der Körpereigenwahrnehmung in einem engen Zusammenhang mit der Entwicklung sozialer Kompetenzen und Sicherheit über einen tonischen Dialog Wiegen zur Vermittlung eines fürsorglichen	Z**u L1D**Rhythmisches Gleiten durch einen Partner ausgeführt, an den Fesseln gehalten Der Partner sitzt auf dem Boden, der zu führende sitzt zwischen den Beinen, der führende umschließt den zu führenden mit Armen, und

Sicherheitsgefühl mit leichter Gleichgewichts-verlagerung, der zu führende sollte leicht aus dem Gleichgewicht geraten, so kann der führende spüren, ob vertrauensvolles Über-lassen des Körpergewichts erfolgt.	Beinen. Nun schaukelt der Führende zugewandt sanft von Seite zu Seite, wiegt mit zusätzlicher Unterstützung durch Oberschenkel und Arme
L1E Das Ruderboot: Die Partnerbalance stärkt die Beziehung zum eigenen Körper und führt zur Sicherheit in Beziehung, im Halten und Gehaltenwerden in der Vor-und Rückbeuge wird das Gleichgewicht und die Tonusregulation angesprochen.	**Zu L1E.**: Als Angebot mit einem Erwachsenen oder als Partnerbewegungsangebot (Ruderboot), zwei Partner sitzen sich mit gegrätschten Beinen gegenüber, die Beine des einen Partners liegen über den Beinen des anderen. Die Partner halten sich an den Handgelenken, abwechselnd legt sich jeder Partner zurück, kommt wieder in den Sitz und wird im Wechsel von dem Partner nach vorne gezogen.
L1F. Rückenerfahrungen zur Kräftigung der Psoasmuskulatur, als zentraler Bewegungs-muskel zur Aufrichtung	Zu **L1F** In Rückenlage werden die Beine an den Körper gezogen, die Hände umfassen von Innen die Füße, mit leichten Schaukelbewegungen wird der Körper bewegt, erst in eine Richtung vor und zurück, dann rotierend um die Mitte.

Level 2: **Zur Hemmung von ATNR+TLR** Training zur muskulären Tonusregulation mit dem Ziel , den eigenen Körper bewusst einzusetzen, immer mit dem Aspekt, Beziehung einzelner Körperteile zueinander, von Personen zueinander sowie die Beziehung von Gegenständen zu einer Person zu ermöglichen. Die frühe ontogenetische Entwicklung des Menschen ist die Basis der zentralen muskulären Tonusregulation, sie durchläuft unterschiedliche Phasen. **Durch Veränderungen im Vestibulum nimmt der Fötus Beuge- und Streckmuster ein, die Muskeln im Hüft- und Beckenbereich, Rotationen und die Haut im engen Raum der Gebärmutter lösen Bewegungen aus und liefern wichtige Informationen zur Hirnentwicklung.**	Die Bewegungen orientieren sich an den Bewegungen aus Bauch und Rückenlage des Säuglings in der Bewegungsentwicklung, langsam und bewusst ausgeführt, in wohltuender Umgebung in Verbindung mit Wohlfühlerfahrungen für die Sinne, in entspannter und sicherer Begleitung einer Person mit dem Ziel der Selbstregulation

2.1 Alle Bewegungen, die das Beugen, Strecken und Drehen (Rotation) beinhalten sind geeignet, Tonische Reflexe zu integrieren. Kopfaufrichtung und Kopfdrehung ergeben über Kontraktionen der tiefen Nackenmuskulatur Informationen zur Aufrichtung des Körpers, entgegengesetzt zur Erdanziehung.	2.1. Aus der Rückenlage mit dem Gleichgewicht spielen, die Grenze zum Fallen erspüren, Halte-und Stellreaktionen einsetzen bis zur Seitenlage Aus der Seitenlage bis zur Bauchlage drehen, in die Kopfaufrichtung kommen, Kopf und im Wechsel ein Bein aufrichten, Unterschenkel im 90 Grad Winkel aufstellen. Flugzeughaltung – Landauposition einnehmen
Zur Hemmung von STNR Vom Boden aufrichten zur Bewegung in den Raum, im Liegen, Sitzen Vierfüsslerstand	Kreuzkoordiniert kriechen Krabbeln Sitzen Zur propriozeptiven Unterstützung wahlweise Materialien einsetzen, auf Körperteile legen, spüren, über Zug und Druck in die Tiefe spüren
Level 3: Das Ziel der Bewegungsentwicklung, der aufrechte Stand	Auf Gangarten eingehen, Haltungen nachfühlen, Streck- und Beugemuskulatur des

entgegengesetzt dem Zug der Schwerkraft Hocke Stand: Start- und Stopreaktionen Gehen, vorwärts-rückwärts Slalomgang	Rückens, Fußstellungen, die Hocke als natürliche Position erleben, in der Hocke verweilen, aus der Hocke in den Stand kommen mit dem Stand spielen, auf einem Bein stehen , Zehenstand, Ballenstand, die Füße bewusst und gezielt einsetzen, die eigene Gangart wahrnehmen gehen; vorwärts-rückwärts, auf verschiedenen Bodenbelägen, Slalomgang, , über Kreuz gehen, Materialien einsetzen, zur Aufrichtung auf dem Kopf halten
<u>**Wiederholungsangebot zum Auftanken:**</u> Bewusste Wahrnehmung des Körpers im Kontakt mit Gleichgewichtsverlagerungen, Halt- und Grenzen erleben,	Einer fötalen Bewegung nachempfunden: Das Kind oder der zu führende sitzt auf dem Boden vor dem Bauch des Betreuers, Arme und Beine werden in gleicher

Stopp sagen Die Entwicklung der Körperwahrnehmung steht im elementaren Zusammenhang mit der Entwicklung sozialer Kompetenzen und in der Beziehung zur Schwerkraft.	Weisen überkreuzt, das Kinn wird Richtung Brust gebeugt, wenn möglich die Augen schließen. Der Betreuer hält und stützt das Kind, entweder im Körperkontakt und in einer Umarmung, wenn diese Position zu eng wird, kann an den Schultern geführt werden. Die Überkreuzung der Beine kann im Langsitz erfolgen, wenn die Dehnung der Beinrückseite Schmerzen macht, können die Füße in Richtung Gesäß gezogen werden. Es geht um die Wahrnehmung der haltenden Unterstützung und vertrauensvollen Führung, in jeweiliger Vor-Rück-bewegung, seitliches Kippen in den Moment hinein, in dem der Körper mit Halte- und Stellreaktionen antworten will und in eine Rotation des ganzen Körpers, eine lang-same Kreisbewegung begin-nend mit der Vorzugsseite in beide Richtungen. Die Bewegungsqualität soll langsam und an der Reaktion des Kindes gemessen sein.

Alle Bewegungsangebote können im Bewegungsfluss geübt werden, sie stammen aus den Grundbewegungen der menschlichen Aufrichtung.

LEVEL 1

Das Spiel mit dem Gleichgewicht

L1D

Gewichtsverlagerung:

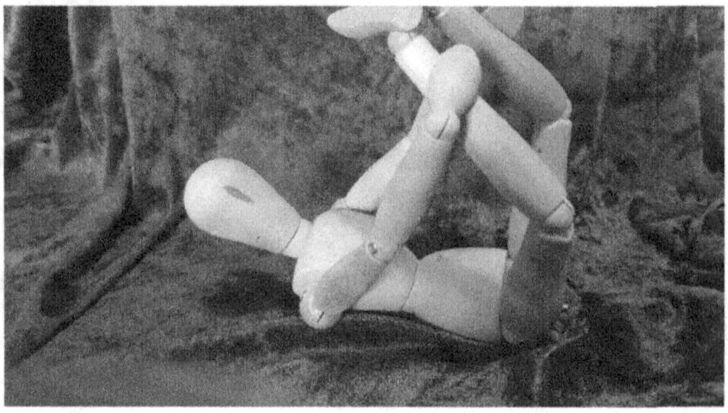

Eine vestibulär ausgelöste **Moro Reaktion** wird provoziert, in dem die Auflagefläche verkleinert wird und der Körper seitlich kippt.

Kopf Rumpf und Extremitäten müssen das Gleichgewicht zurückerobern

Die sichere Position spüren und aus der Sicherheit in die Unsicherheit gehen durch langsames seitliches kippen

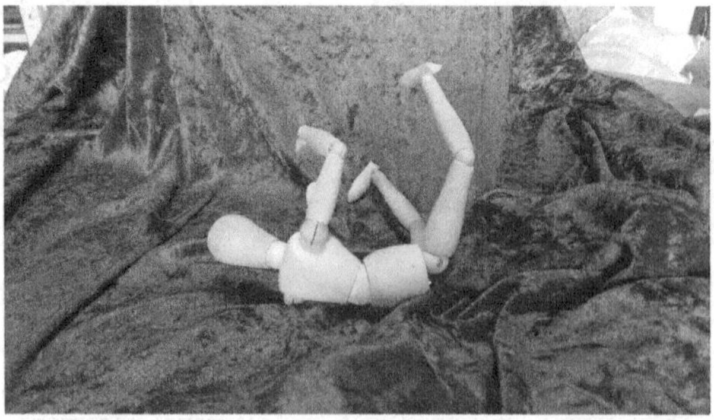

Statt der Stützfunktion von Armen und Beinen wird die gleichgewichtshaltende Funktion gebraucht, die Gefahreneinschätzung läuft ab, wann wird kippen und fallen gefährlich, den Moment des Kippens fühlen, der **Furchtlähmungsreflex** wird mit Informationen in der Sicherheit bearbeitet

Gleichgewicht in der Rückenverlagerung, mit Beugen und Strecken

L1F Beugen und Strecken TLR-Hemmung

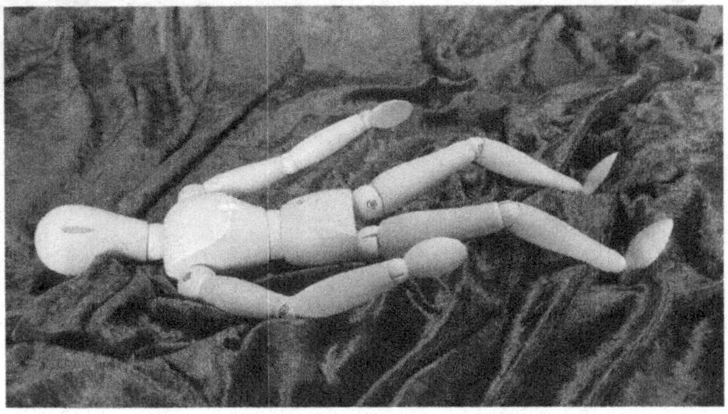

Der Rücken ist gestreckt, der Kopf wird zentriert in der Mitte gehalten,

Hüftgelenke in Flexion und Abduktion

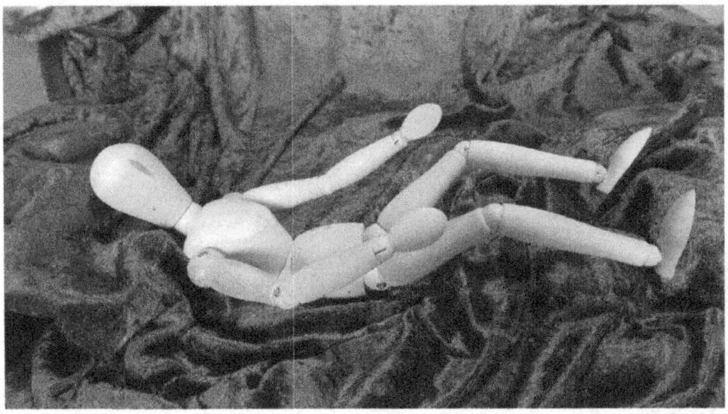

Der Schwerpunkt

des Oberkörpers wird vorverlagert, TLR wird provoziert, der Tonus wird reguliert

Kopf und Brustwirbelsäule werden vermehrt flektiert, mit der Verlagerung strecken sich die Hüftgelenke, Beugen und Strecken

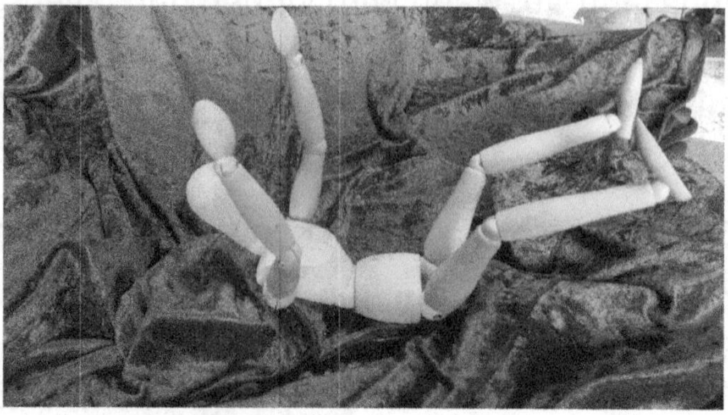

L1D

a) Wiegen zur Bildung eines Sicherheitsgefühls, das Kind oder der zu führende sollte in sicherer Position gehalten werden und in eine freie und fließende Bewegung des Wiegens gebracht werden und dabei langsam und leicht aus dem Gleichgewicht geraten

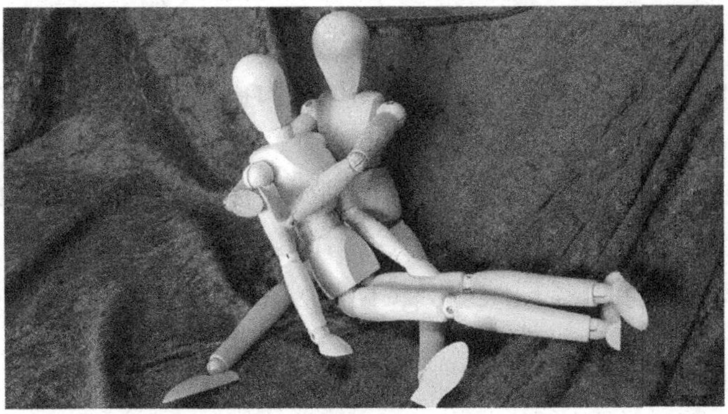

Auftanken

Einer fötalen Bewegung nachempfunden:

Das Kind oder der zu führende sitzt auf dem Boden vor dem Bauch des Betreuers, Arme und Beine werden in gleicher Weisen überkreuzt, das Kinn wird in Richtung Brust gebeugt, wenn möglich die Augen schließen. Der Betreuer hält und stützt das Kind, entweder im Körperkontakt und in einer Umarmung, wenn diese Position zu eng wird, kann an den Schultern geführt werden. Die Überkreuzung der Beine kann im Langsitz erfolgen, wenn die Dehnung der Beinrückseite Schmerzen macht, können die Füße in Richtung Gesäß gezogen werden.

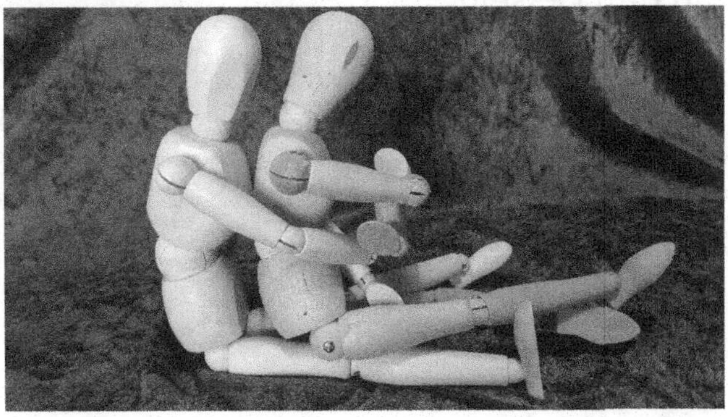

Es geht um die Wahrnehmung der haltenden Unterstützung und vertrauensvollen Führung, in jeweiliger Vor-Rückbewegung, seitliches Kippen in den Moment hinein, in dem der Körper mit Halte- und Stellreaktionen antworten will und in eine Rotation des ganzen Körpers, eine langsame Kreisbewegung beginnend mit der Vorzugsseite in beide Richtungen. Die Bewegungsqualität soll langsam und an der Reaktion des Kindes gemessen sein,

L1D

b): Rhythmisches Gleiten durch einen Partner ausgeführt, an den Fesseln gehalten, in eine rhythmische Gleitbewegung versetzen, über 1 Min. ausführen,

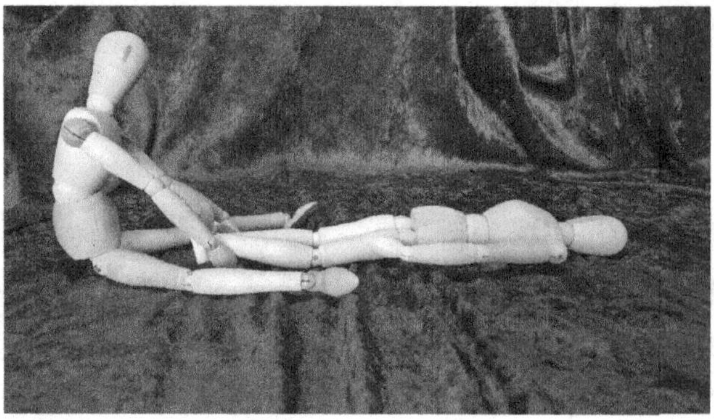

der rhythmische Prozess stimuliert den ventralen Vagus

L1Dc): Ruderboot

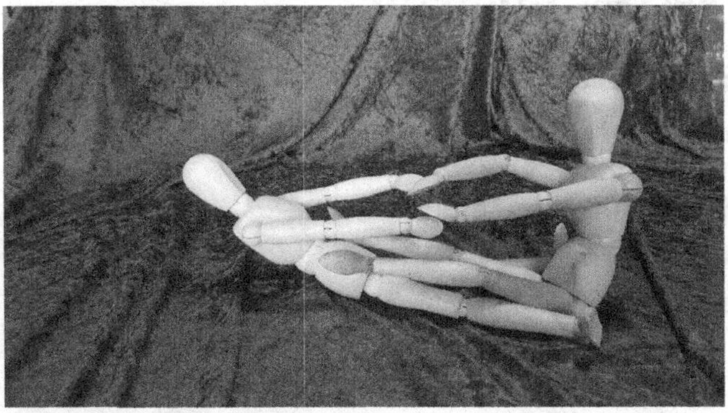

zwei Partner sitzen sich mit gegrätschten Beinen gegenüber, die Beine des einen Partners liegen über den Beinen des anderen. Die Partner halten sich an den Handgelenken, abwechselnd legt sich jeder Partner zurück, kommt wieder in den Sitz und wird im Wechsel von dem Partner nach vorne gezogen.

L2C: TLR, ATNR+STNR

Bewegungsmuster:

Über Bauchlage zum Sitzen kommen, eine kraftsparende Aufrichtung:

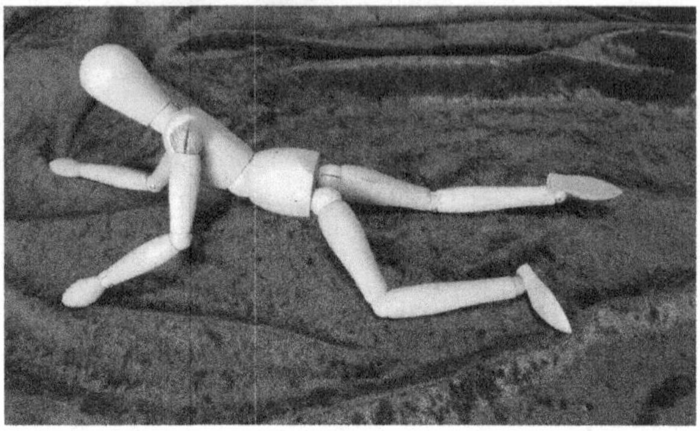

Der Kopf ist in Mittelstellung, der Rumpf ist gestreckt, das linke Bein ist in lockerer Extension, im Hüftgelenk leicht abduziert.

L2D Seitlicher Ellbogenstütz

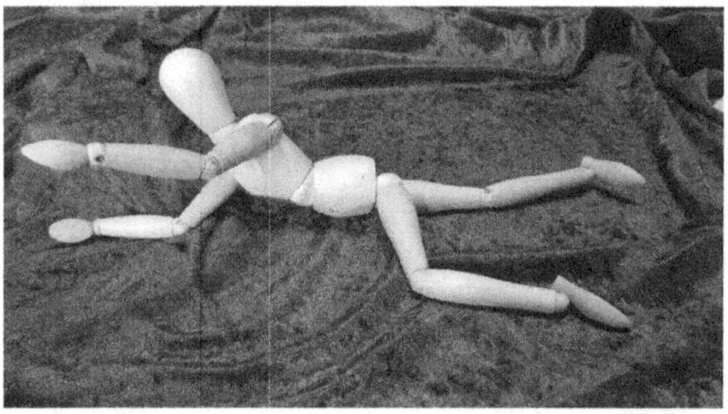

Der Schultergürtel folgt der Bewegung des Beckens, in der Folge sich auf den rechten Unterarm stützen und in den Ellbogenstütz kommen

L2F Abgestützter Seitsitz

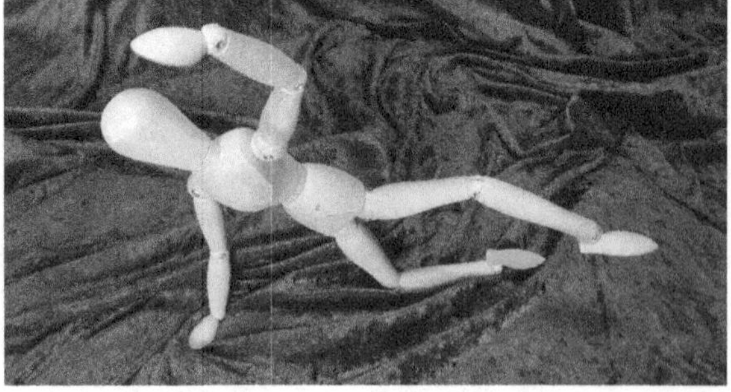

Schultergürtel und Becken kommen weiter in die Frontalebene, auf den gestreckten Arm stützen und in den Sitz kommen

L1 F: ATNR+TLR

a) Päckchen:

Beugen und Strecken zur Vorbereitung des Rollens und zur Integration des Stopmusters:

Die Beine werden symmetrisch angebeugt, in den Hüftgelenken abduziert die Beuge-muskeln in die entgegengesetzte Richtung der Streck-muskeln.

Der Blick in Rückenlage folgt dem ausgestreckten Arm, das Bein an der gleichen Seite ist gestreckt, an der Hinterkopfseite beugt sich der Arm und das Bein

ATNR-Position in Rückenlage

Der Ellenbogen wird nach caudal gegen den Rumpf gezogen, so dass sich die obere Rumpf-hälfte im Gegensatz zur unteren verkürzt

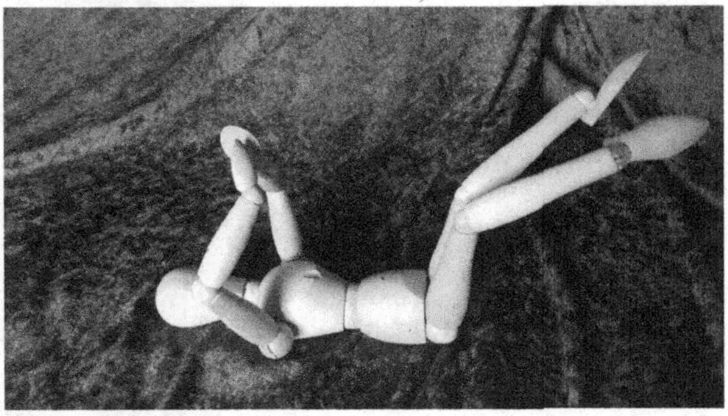

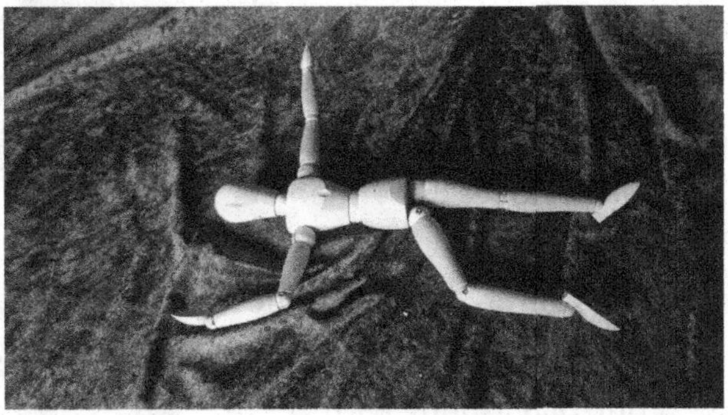

L2Fa:

Bewegungsmuster des ATNR

der Reflex wird mitbenutzt, um in Gefahrensituationen die Haltung zu stabilisieren, eine Kopfbewegung löst Bewegungen der Extremitäten aus: Hand-Mund-Auge-Fuß können zusammenarbeiten, sollten aber im Verlauf unabhängig gebraucht werden können

Die Wahrnehmung eines Zusammenspiels führt zur **Körpereigenwahrnehmung**, verstärkt durch gleichzeitiges Benennen der Körperteile, Berührungen sollen gefühlt und erkannt werden, ohne visuelle Kontrolle, Übung wird fließend ausgeführt durch beugen und strecken und aktive Einnahme der ATNR-Position

Abschließend über die Seite zum Sitz kommen

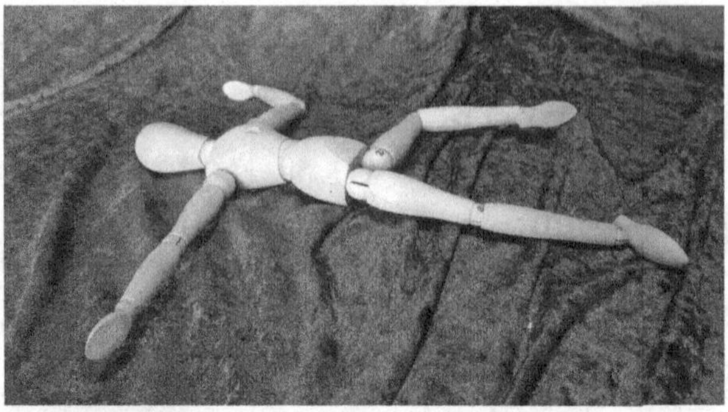

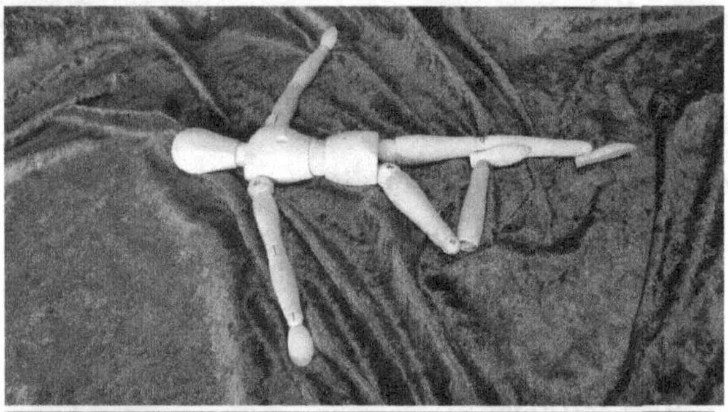

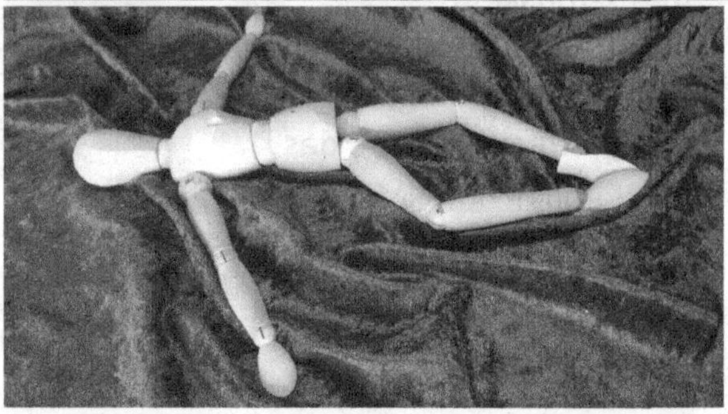

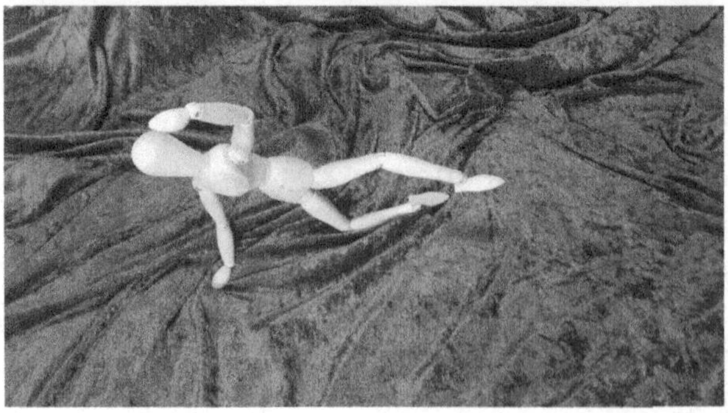

L1G:

FLR-Hemmer

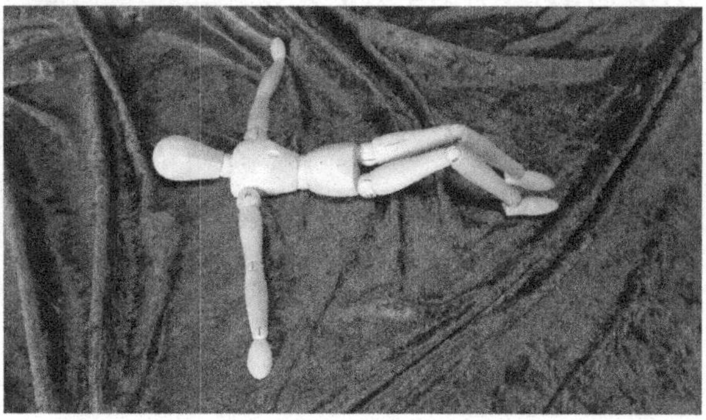

Das erste Bewegungsmuster beschäftigt sich mit den Rückenmuskeln, die durch das **Start**- und **Stop**muster aktiviert werden.

Seitliches Kippen:

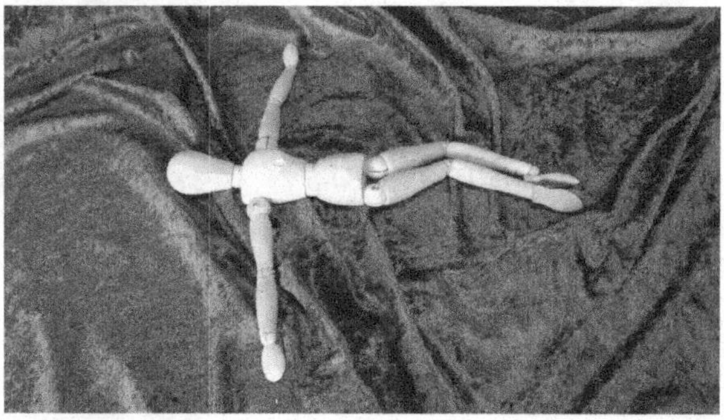

Der Kopf rollt nach links, während die Beine nach rechts kippen und umgekehrt.

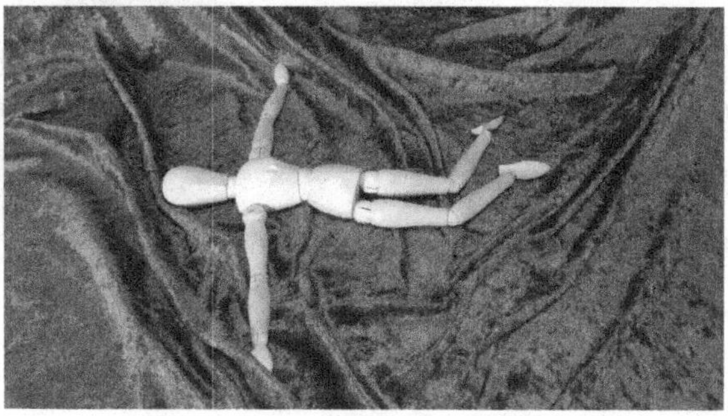

Hüftrotation nach links und rechts nacheinander, Stimulation des Psoas.

L2A: Flugzeughaltung

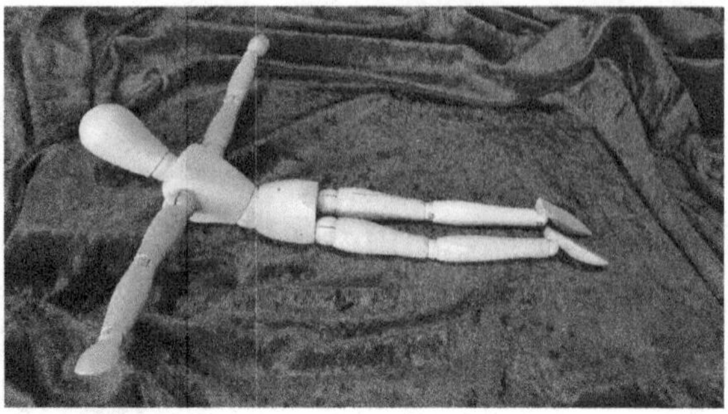

Zur Aufrichtung aus der Bauchlage muss der Kopf gegen die Schwerkraft angehoben werden, die Arme kommen in die Extension, das Becken bleibt am Boden

L2 I: Zum Krabbeln ist eine freie Kopfbewegung in alle Richtungen, gute Stützfunktionen der Arme und Beine und Gleichgewichtsreaktione n im Vierfüßlerstand Voraussetzung, Krabbeln sollte kreuzkoordiniert erfolgen, mit diagonal stehenden Extremitäten

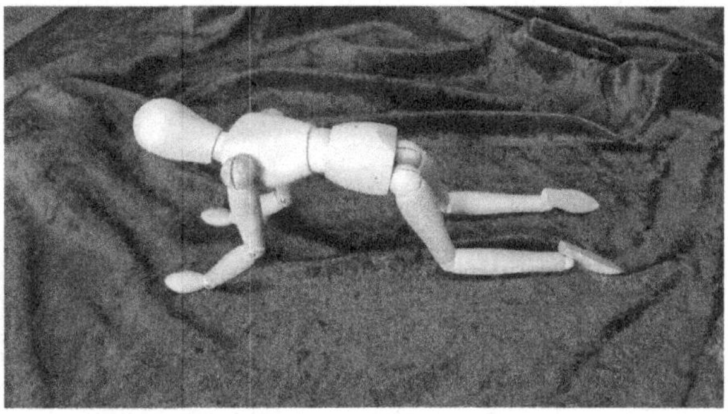

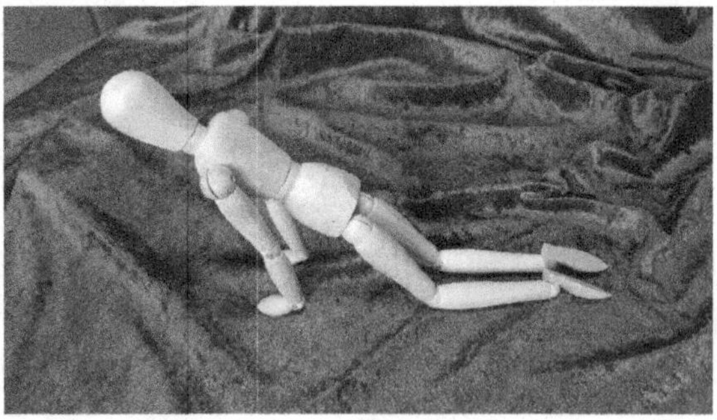

Zu starke Vorverlagerung des Oberkörpers deutet auf einen nicht integrierten **STNR** hin

Im Zusammenspiel von oben und unten,

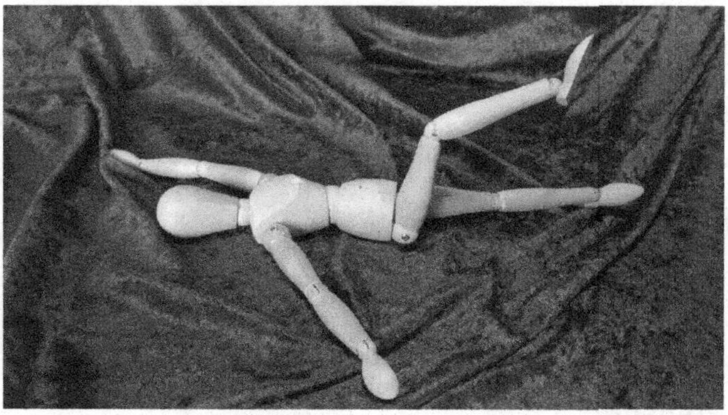

von Armen und Beinen wird der STNR integriert, koordinierte Rumpfbewegungen werden geprägt, dabei ist der Wechsel von Verkürzung und anschließender Dehnung einer Rumpfseite von Bedeutung und die Körpermittellinie wird gekreuzt

Die Beinarbeit und die Bewegungen aus der Hüfte sind charakteristisch für das Schwimmen.

Aufrichtung aus der Bauchlage

L2Gb: Vorbereitung Kriechen

Aufrichtung aus der Bauchlage, Amphibienreaktion von der Rumpfmitte aus, Beginn des Drehens

In Bauchlage Kontakt mit dem Boden aufnehmen, tief atmen, Kopf liegt auf dem Handrücken, Kopf gegen die Schwer-kraft anheben, das Becken folgt der Bewegung in eine Flexion

Die Amphibienreaktion betrifft beide Beine in Bauchlage, das eine beugt sich, dass andere streckt sich. Diese reziproke Form der Bewegung ist Voraussetzung des Rollens, des Kriechens, des Krabbelns auf allen Vieren, des Bärengangs, bis hin zum Stand

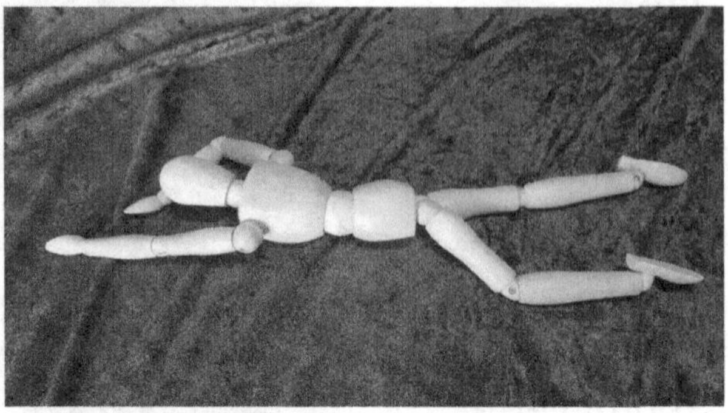

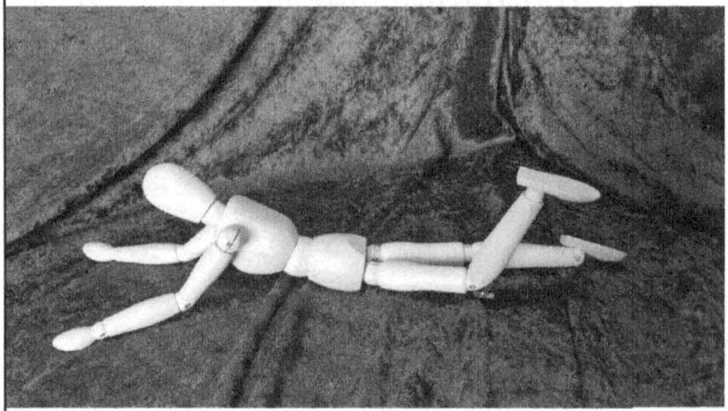

L3B:

Bärenstellung

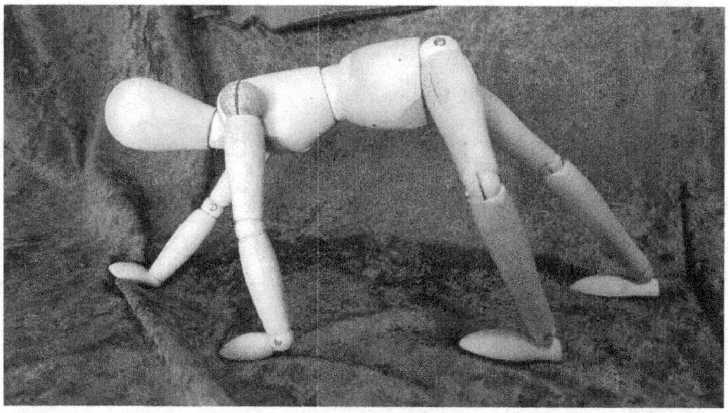

Rumpfschwerpunkt liegt vorne, Kniegelenke gehen in Streckung, werden die Beine in den Hüftgelenken flektiert, daraus entsteht die **Hocke, die Zehenflexoren und Zehenextensoren werden trainiert**. Auf Hände und Füße gestützt, Ausgangspunkt ist der Vierfüßlerstand, in dieser Position ist Fortbewegung in jeder Richtung möglich. Muskulatur und Bewegung wird auf den aufrechten Gang vorbereitet, Muskeln und Koordination werden trainiert.

EXKURS: FÜSSE

Unsere Füße tragen uns täglich, müssen bei jedem Schritt unser Körpergewicht auffangen. Sie sind weit mehr als das Ende unserer Beine, sie funktionieren durch ihren einzigartigen Aufbau wie ein Sinnesorgan. Die Füße verfügen über verschiedene Mechanorezeptoren, über die sie Druck, Berührung, Dehnung, Stellung und Vibration registrieren. Gehen wir z.B. barfuss über eine unebene Wiese, nehmen die Füße die Beschaffenheit des Bodens wahr; kalt, warm, hart, weich, die Stellung der Gelenke zueinander wird registriert.

Diese Möglichkeit bietet dem Körper Schutz vor Schädigung, eine von der Natur vorgesehene Aufgabe.

Über die Füße wird durch verbesserte Muskelkontrolle bei natürlicher Nutzung des Fußes die Blutzirkulation angeregt, koordinative Fähigkeiten werden optimiert und bieten Schutz vor Stürzen. Die Wirbelsäulenmuskulatur wird auch in tieferer

Ebene kräftiger, wenn es den Füßen gut geht, geht es dem ganzen Menschen gut.

Viele Lebensreformer haben das Barfußgehen als wichtiges Element der Gesundheitsvorsorge empfohlen, Sebastian Kneip war einer von ihnen. In der Kneipptherapie wird Barfußgehen auf nassen Böden, im Wasser als Wassertreten oder im Schnee unter anderem als Mittel gegen Erkältungskrankheiten eingesetzt.

Vor allem Kinder sollen möglichst viel barfuß gehen, um ihre Fußmuskulatur zu kräftigen, dass verringert das Risiko von Fußschäden, solange die Zehenbeweglichkeit in Schuhen eingeschränkt ist, kann diese Wirkung nicht zum Tragen kommen, umgekehrt sind Körperfehlfunktionen, Verspannungen usw. an der Fußsohle spürbar. Fußreflexzonenmassage ist eine gute Möglichkeit zur Kräftigung und Stimulierung des Körpers.

Das kleine Kind pflegt noch einen direkten Kontakt zu seinen Füßen, wenn es nicht durch Kleidung oder Verbote eingeschränkt wird.

L2D:

Seitlicher Ellenbogenstütz

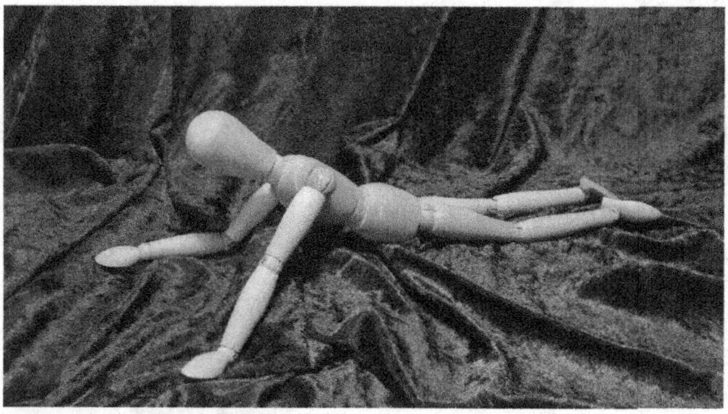

Der Kopf dreht nach links, der rechte Unterarm stützt, das Gewicht des Schultergürtels wird auf die aufgestellte Hand verlagert, **Spiel mit dem Ungleichgewicht**, eine Hand wird frei

L2E:

Langsitz

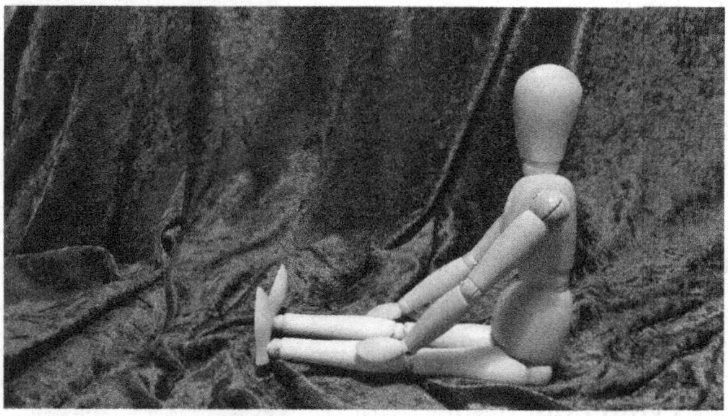

Der Rücken ist gestreckt, der Kopf wird aufrecht gehalten, die Beine sind in den Hüftgelenken in Flexion und Abduktion, eventuell leicht nach außen rotiert

Dehnung der Beinrückseite

L3 C:

Kniestand

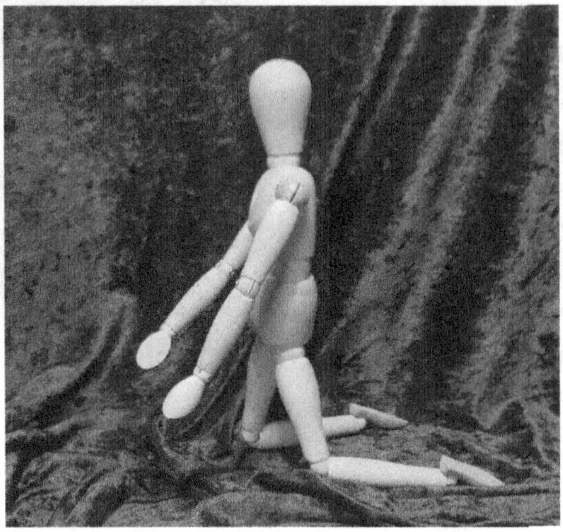

Beide Unterschenkel liegen gleichmäßig auf, der Kopf wird in Mittelstellung gehalten, der Rücken ist gerade

Durch Gleichgewichtsverlagerung nach vorne wird ein Schritt auf dem Unterschenkel ausgeführt

Fortbewegung mit dem Blick in den Raum, die Hände sind frei

L3 E:

Stand und Gang

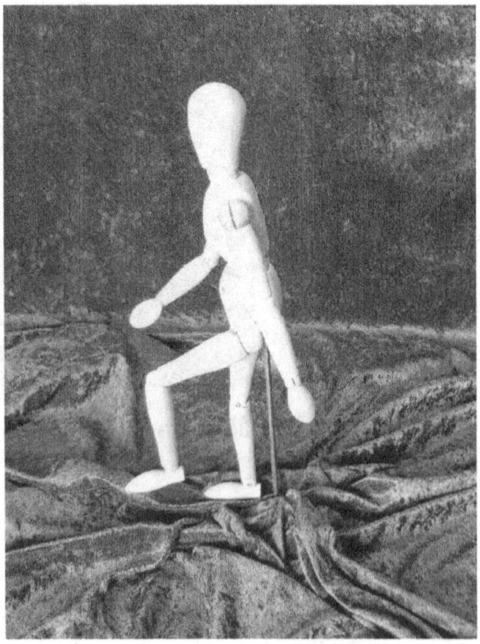

Aus dem Kniestand mit beiden Füßen hochstemmen, Hüft- und Kniegelenke strecken sich zum Stand.

Durch Verlagerung des Rumpfschwerpunktes wird der Vorfuß vom Boden abgehoben, das Bein beugt sich in Hüft- und Kniegelenk

Zwei wesentlich durch Stress ausgelöste Muskelreflexmuster

L3 E:

Gehen im Stopmuster

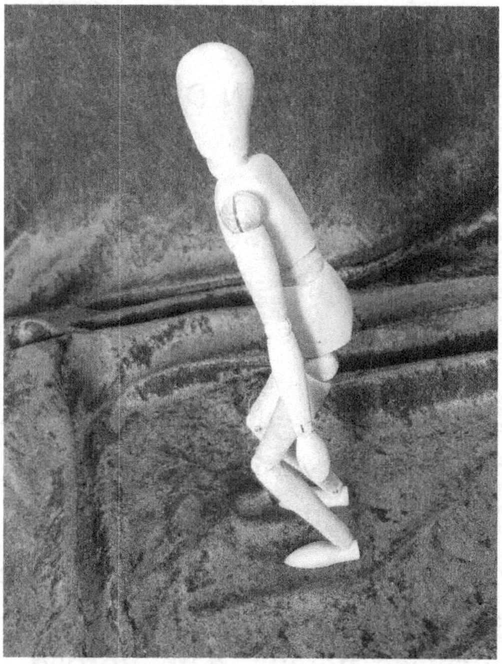

Schultern werden angehoben, der Nacken wird vorgezogen, der Bauchmuskel wird angezogen, der Atem angehalten, die Füße zeigen nach innen, die Kniesehnen werden angespannt, um die Knie zu beugen

Der subjektive Eindruck ist das Bild der Angst

Menschen reagieren bei Angst mit Rückzug, sie ziehen den Kopf ein, die Atmung wird gedrosselt.

Das Startmuster:

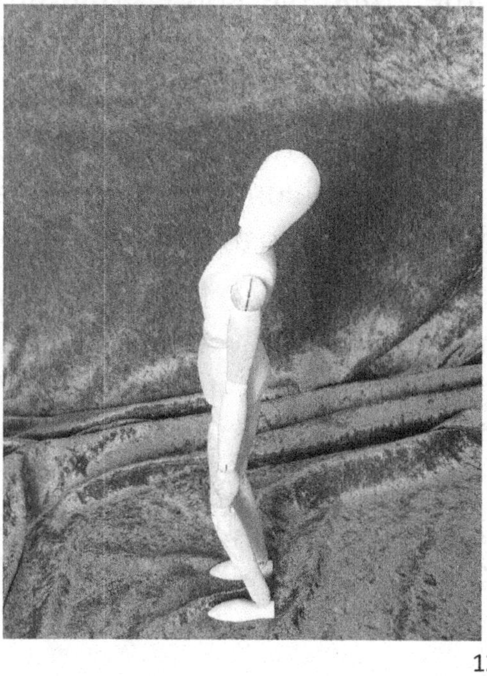

Die Augen werden weit geöffnet, die Schultern werden nach unten gezogen, die Ellbogen gestreckt, die Hände geöffnet, die Brust angehoben, der Bauchmuskel gestreckt, der Lendenbereich überspannt, typisch Hohlkreuz, Nacken überstreckt.

Der subjektive Eindruck ist das Bild des Angriffs, der Flucht

Wird eine der beiden Haltungen bevorzugt eingenommen, bildet sie sich als Gewohnheit heraus, die Muskelkontraktion verfestigt sich.

BEWUSSTMACHEN DES STEHENS UND GEHENS

Zusammenfassung:

Alle Bewegungsmuster sind Beispiele der regulären Aufrichtung. Die Integration früher Reflexe sollte nach dem Erlernen der jeweiligen Bewegung erfolgt sein, damit der reguläre Bewegungsfluss erfolgen kann, Arme und Beine unabhängig voneinander eingesetzt werden können, in ausgewogenem Gleichgewicht.

Die hier gewählte Reihenfolge erfordert keine strenge Einhaltung. Im Spiel mit der Bewegung aus der Rücken- und Bauchlage heraus, dem Vorbild des Babys folgend, steht im Vordergrund die Körpererfahrung. Achtsam nachspürend, mit dem Ungleichgewicht spielend wird die nachfolgende Bewegung eingenommen.

Die Abspeicherung neuer Erfahrungen braucht Zeit und Ruhe und Wiederholungen, bis eine Bewegung so automatisiert ist, dass es keiner kognitiven Kontrolle mehr bedarf.

Oft ist es uns Menschen nicht klar, dass das feine Zusammenspiel von Reizaufnahme und Reizverarbeitung entscheidend ist für unser Wohlgefühl, für ein sicheres Körpergefühl und damit für unseren Selbstwert. Je besser unsere Grundbewegungen in sicheren und unsicheren Positionen Unterstützungen erfahren durch alle Sinne, umso sicherer ist auch unser Lebensgefühl.

Unser Nervensystem kann umso besser Umgebungsmerkmale nach sicher, unsicher und gefährlich einstufen, je vielfältiger die Körpererfahrungen gemacht werden können in Verbindung mit Wohlgefühl und sozialer Sicherheit.

Die Reaktion färbt die Sicht auf die Welt ein und das Denken.

10. SYNERGIEN

Womit unsere Körperarbeit an den frühkindlichen Reflexen eng verwoben ist:

Die **sensorisch-integrative Mototherapie (SI)** ist ein Entwicklungskonzept zur bewegungsorientierten Förderung von Kindern. Es ist an der neurologischen Entwicklung orientiert.

Die SI-Mototherapie sucht die Ansatzpunkte an der Basis der motorischen Entwicklung, entwickelt wurde sie von den Motopädinnen G. Kesper und C. Hottinger[7].

Psychomotorik:

Unter Psychomotorik ist ein einheitlicher körperlich-motorisch-psychisch-geistiger Prozess zu verstehen. Es gibt keine Bewegung ohne Beteiligung psychischer oder gefühlsmäßiger Anteile.

Als Anwendungsbereich der Psychomotorik gilt die Motopädie / Motopädagogik.

Ziel ist es, durch psychomotorische Förderung über Bewegungserlebnisse zur Stabilisierung der Persönlichkeit beizutragen.

Die Polyvagal-Theorie:

Der polyvagalen Theorie zufolge existieren drei hierarchisch organisierte Subsysteme des autonomen Nervensystems, die unsere neurobiologischen Reaktionen auf Stimulation aus der Umgebung beeinflussen.

Die Beschreibung der phylogenetisch begründeten Hierarchie autonomer Zustände in Verbindung mit dem Wissen um die Auslösereffekte, ermöglicht eine neue Art der Erforschung psychischer Störungen.

Nach der Theorie gehören zu den Strategien der soziale Kontakt, die Mobilisierung mit Kampf und Fluchtverhalten und die Immobilisation, z, B. das Todstellen, in Ohnmacht fallen und Abschalten allen Verhaltens.

Traumatherapie:

Ein Trauma erschüttert das bisherige Leben, die Betroffenen fühlen sich hilflos und dem Geschehen ausgeliefert. In der Traumatherapie lernt der Patient, sein Leben wieder in die Hand zu nehmen.

Nicht jedes schlimme Erlebnis ist ein Trauma, es hängt davon ab, wie belastend der Betroffene die Situation empfindet. Kann er sich nicht wehren oder fliehen, entsteht starke Hilflosigkeit, die auch nach dem Erlebnis bestehen bleibt.

11. SCHLAGWORTE

Wahrnehmung, Persönlichkeitsentwicklung und Bewegung zusammengefasst:

- Entwicklung ist genetisch festgelegt
- Nach der Geburt beginnt die eigene Entwicklung in Abgrenzung zur Umwelt
- Der Säugling erlebt sich noch als Teil der Mutter
- Die Haut ist das erste Kontaktorgan vom ICH zum DU
- Die erste Grenze nach Außen ("Kinder brauchen Grenzen") setzt hier an. Kinder brauchen Erfahrungen über die Haut.
- Über taktile Erfahrungen festigt sich das Bild vom eigenen Körper, hebt sich ab vom DU, vom Körper der Mutter

Atmung:

- Bewusst atmen, um mit sich selbst im Kontakt zu sein

Leben und Lernen gehören zusammen von Geburt an:

- Das Lernen in den ersten Lebenswochen ist grundlegend, **Lernen am Erfolg**

Auge- Hand- Koordination, Gleichgewicht, Kraftmass:

- Sie sind Basis für alle kulturellen Fähigkeiten wie Lesen, Rechnen, Schreiben und ein gesundes Sozialverhalten

Lernen durch Versuch und Irrtum:

- Lernen durch Freude am Erfolg, nicht um den Erfolg bringen, Fehler müssen erlaubt sein

Anstrengungsbereitschaft, Geduld, Frustrationstoleranz:

- Neugier und Lernfreude erhalten
- Kinder folgen ihrem inneren Bauplan, sie reagieren auf die Signale ihres Körpers und geben sie weiter
- Es gibt tief in ihnen ein Wissen davon, was ihnen gut tut
- Den Bedürfnisseen des Kindes trauen, ein gesundes Gespür für die eigenen Bedürfnisse entwickelt sich nur dort, wo Eltern zeigen, das sie dem Empfinden des Kindes trauen
- Kinder brauchen Ermutigung und Begleitung, **hilf mir, es selbst zu tun**

Störende Unarten sind oft hilfreiche Schlüssel:

- Ausgeprägtes Bedürfnis nach Hüpfen und Springen > Gleichgewicht, strukturierte Form der Bewegung, kompensieren durch Trampolin, Schaukel, Hängematte

Lärm machen, Geräusche erzeugen:

- Hörverarbeitung, mit Geräuschen experimentieren, Trommel, Klangkörper
- Alles anfassen
- Intensive Tasterfahrungen, auch unter Augenschluss

Entbindung heißt Lösung einer Bindung:

- Liebevolle Begleitung
- Helfen, den eigenen Weg zu finden
- Klare Grenzen und einsehbare Regeln geben Sicherheit
- Wo Grenzen nicht erlebt werden, muss ein Kind jeden Tag aufs neue Prüfen, wo Grenzen sind, sonst erlebt es Uferlosigkeit, Verlorenheit.
- -Schrei nach Grenzen
- Körpergrenzen sind Grundvoraussetzung, erst dann kommen soziale Grenzen.
- Körperwahrnehmung, Raumwahrnehmung

- Natürliche Geburt, erste deutliche Grenzerfahrung- eigene Bereiche, eigene Freiräume „das ist mein Bereich".
- Eltern, die sich als eine Einheit mit ihrem Kind fühlen und sich mit ihm identifizieren, vermitteln ihrem Kind damit, dass es keine Grenze zwischen ihnen gibt - sie erkennen das Kind damit nicht als eigenständige Persönlichkeit mit eigenen Grenzen an.
- Jeder hat seinen eigenen Freiraum, Mutter und Kind, DU und ICH, nicht immer WIR.
- Kinder, die aus ihren eigenen Erfahrungen lernen dürfen, langsam, in ihrem Rhythmus, werden **„sich ihrer selbst"** bewusst, sie werden **SELBSTBEWUSST**.
- **Selbständigkeit** kommt auch von **„selber stehen"**, nicht an Händen gehalten und gezogen.
- Konsequenz gehört zum Leben, Konsequenzen ihres Handelns erleben lassen, aus den Folgen lernen, logische Folgen--- ihr Handeln hat dann Auswirkungen auf sich selbst
- Ursache und Wirkung in der Obhut der Eltern erfahren und damit Verantwortung für das eigene Handeln

Schrittweise erlernen, **hilft mehr als ständige Ermahnungen,-natürliches Selbstbewusstsein macht aufmerksam.**

- Ich **selbst**, ganz **bewusst**, mit aller augenblicklichen Präsenz, sein, nicht haben.
- Sein heißt ganzkörperlich, vollkommen und im Augenblick.
- Kinder lernen im Hier und Jetzt, mit allen Sinnen, wenn wir sie lassen.

Aufmerksamkeit:

- Alle Fasern unseres Seins sind auf etwas gerichtet, nehmen etwas wahr, speichern es ab und lernen so.
- Über oder Unterforderung stört Selbstbewusstsein, beides führt zu quengeligen Kindern. Natürliches Selbstbewusstsein kommt ins Wanken durch Kritik, Bewertung und Vergleich mit anderen Maßstäben.
- Gut ist, wenn der Kontakt zur inneren Stimme bleibt:
- „was möchte ich, wie finde ich das jetzt?“
- Wer sein Selbstverständnis immer an der Meinung anderer orientiert, verliert schnell das natürliche Selbstbewusstsein.

- Sich selbst spüren, mit sich selbst in Kontakt sein.
- Gedanken und Gefühle zulassen, ohne Bewertung, beachten.
- In dem Wort Be**achtung** schenken steckt auch **Achtung**

VORSTELLUNG RENATE HOHMANN:

Als Motopädin mit einer sozialpädagogischen Grundausbildung kann ich auf ein breitgefächertes Einsatzgebiet zurückschauen, seit über 20 Jahren auch selbständig. Zu den Einsatzbereichen zählt die Arbeit im Bereich von Frühförderung, Elementarpädagogik, Jugendhilfe und die Arbeit in der Sozial-psychatrischen Praxis.

In meiner Arbeit mit kleinen und großen Menschen konnte ich über viele Jahre Erfahrungen sammeln im Bereich von Sensorik und Motorik und die Auswirkungen im Sozialen und Emotionalen Bereich. Die Neurophysiologischen Zusammenhänge bei der Persistenz frühkindlicher Reflexe stand in den letzten 15 Jahren in der Zusammenarbeit mit Dr. Ralph Meyers im Vordergrund.

Aus diesen Erfahrungen heraus ist gemeinsam ein Buch entstanden und als Behandlungskonzept RIP®, das Reflexintegrationsprogramm nach Dr.Meyers/Hohmann®.

Dieses Programm kommt in meiner selbständigen Tätigkeit zum Einsatz und wird seit 2021 unter meiner Leitung als Seminar angeboten.

In diesem Konzept steht der Umgang mit unwillkürlichen Reaktionen im Vordergrund mit dem Ziel der Selbstregulation. Das Gefühl von Sicherheit steht in diesem Konzept im Vordergrund und das kommt vor allem aus dem Körper, nicht aus dem Kopf.

Viele Signale, die unser Nervensystem empfängt, veranlassen uns unbewusst zu Defensivreaktionen, das Bedürfnis nach Sicherheit wird dabei oft unterschätzt.

In dem Gefühl der Sicherheit liegt viel eher die Möglichkeit, neues einzuüben.

Die bisherigen Kurse haben gezeigt, für alle Teilnehmer*innen ist die Auseinandersetzung mit dem eigenen Fühlen ein wertvoller Schritt, um bei den anderen Veränderungen zu bewirken, ganz gleich, aus welcher beruflichen Perspektive heraus geschaut wird.

Dieses Seminar verändert sich jeweils mit den Teilnehmer*innen und erfährt mit ihnen Zugewinn, ebenso geht es mir.

Die Methodik des RIP ist mit jedem Seminar erweitert worden und bleibt sicher auch weiter im Aufbau, immer orientiert an neuen Forschungen und Erkenntnissen.

Bisher fanden sich Menschen zusammen sowohl aus dem medizinischen, als auch aus dem pädagogischen Bereich.

VORSTELLUNG RALPH MEYERS

Ich bin als Kinder- und Jugendpsychiater seit über 30 Jahren tätig in der Versorgung von Familien mit Kleinstkindern bis zu jungen Erwachsenen.

Gelernt habe ich in verschiedenen Abteilungen von Kinder- und Unikliniken im Gebiet der Kinder-/Jugendpsychiatrie nach vorangehenden Erfahrungen aus der Inneren Medizin und Erwachsenenpsychiatrie.

Seit mehr als 30 Jahren bin ich mit einer sozialpsychiatrischen Praxis als Kinder- und Jugendpsychiater niedergelassen, einem Versorgungskonzept, entwickelt in den 90er Jahren, das beinhaltet, dass zu meinem multiprofessionellen Team u.a. Heil- und Sozialpädagogen, Psychologen und Kinder-/Jugendlichen-Psychotherapeuten, Familientherapeuten, Logopäden, Ergotherapeuten, Motopäden und Motopädagogen gehören.

Wir ergänzen einander im Verständnis der Probleme, mit denen unsere Klienten zu uns kommen und entwickeln gemeinsam vor dem Hintergrund unterschiedlicher Ausbildungshintergründe immer wieder neue und ganzheitliche Konzepte, um die Beratung und Behandlung unserer Klienten zu verbessern.

Ich habe von meinen Therapeuten und Therapeutinnen in den letzten Jahrzehnten vieles lernen können, was in der Medizinerausbildung nicht oder nicht so ausführlich behandelt wurde.

Und natürlich haben sich auch erhebliche Fortschritte in der Forschung der letzten Jahre darauf ausgewirkt, dass wir von vielen Krankheitsbildern und Entwicklungsstörungen heute ein umfassenderes Bild haben.

Speziell dankbar bin ich meinen Motopädinnen und Motopädagoginnen, dass sie mich aufmerksam gemacht haben auf die Bedeutung frühkindlicher Reflexe, die wir als Mediziner zwar im Studium abgehandelt haben, aber deren Bedeutung nach der Geburt erst langsam nach ersten Veröffentlichungen von Dr. Peter Blythe und Sally Goddard-Blythe in den 70er Jahren erkannt wurde.

Mehrere meiner Mitarbeiterinnen hatten entsprechende Weiterbildungen besucht und fragten mich, was ich denn davon halten würde.

Seit nunmehr knapp 20 Jahren, seit wir darauf achten, persistierende (fortbestehende) frühkindliche Reflexe routinemäßig bei den Eingangsuntersuchungen in unserer Praxis zu erfassen, wird zunehmend klarer, dass hier ein wesentlicher Cofaktor und in vielen Fällen auch Auslöser von neurologischen und psychiatrischen Problemen zu finden ist.

Und somit geben wir häufig Eltern und auch Erwachsenen „Hausaufgaben" in Form von Bewegungs-übungen mit, die sie zuhause mit ihrem Kind durchführen. Eltern und Kind wie auch die erwachsenen Betroffenen haben hier eine besondere Chance, Entwicklungshindernisse in (gemeinsamer) Übung innerhalb meist eines Jahres aus dem Weg zu räumen.

Und wir stellen fest, dass diese Übungen so effektiv sind, dass in vielen Fällen z.B. Medikation zur Behandlung von Verhaltens- oder Konzentrationsstörungen oder psychischen Auffälligkeiten verzichtbar ist.

LITERATURLISTE

1. Helmut Milz, Der wiederentdeckte Körper, 1992

2. Ashley Montagu, Körperkontakt, 2000

3. Christiane Kiese- Himmel, Taktil-kinästhetische Störung, 1998

4. Dorothea Beigel, Flügel und Wurzeln, 2003

5. Sally Goddard Blythe, Neuromotorische Unreife bei Kindern und Erwachsenen, 2016

6. Veronica Sherborne, Beziehungsorientierte Bewegungspädagogik, 1998

7. Gudrun Kesper, Cornelia Höttinger, Mototherapie bei Sensorischen Integrationsstörungen, 1997

8. Marianne Krüll, Die Geburt ist nicht der Anfang, 1997

9. Emmi Pickler, Lasst mir Zeit, 1997

10. Bernhard Voss, Körperspuren, 2020

11. Dorothee Meckenfeld, Spürend leben lernen, 1997

12. Robby Sacher, Angeborene Fremdreflexe, 2018

13. Stephen W. Porges, Die Polyvagal-Theorie, 2021

14. Nicole Plinz, Yoga bei Erschöpfung, Burnout und Depression, 2012

15. Mona Delahooke, Mehr als Verhalten, 2019

16. Deane Juhan, Körperarbeit, 1987

17. Volker Friebel, Achtsamkeit und Meditation, 2015

18. Ursula Eder, Franz,J. Sperlich, Das Parasympathikus Prinzip , 2019

19. Jon Kabat-Zinn, Im Alltag Ruhe finden, 2010

20. Peter A. Levine, Sprache ohne Worte, 2010

21. Gerda Alexander, Eutonie, der Weg der körperlichen Selbsterfahrung, 1992

22. Alfred Tomatis, Der Klang des Lebens, 2003

23.Carsten Stark, Füße gut, alles gut, 2014

24.Jo Ann-Staugaard-Jones, 2014

25.Jonathan und Andi Goldmann, Heilsames Summen, 2017

26.Wilfried Whrmann, Kohäräntes Atmen, 2016

27.Harald Banzhaf, Stefan Schmidt, Meditieren heilt, 2015

28.Dr.med. Christian Larsen, Bea Miescher, Spiraldynamik, 2015

LINKS FÜR DIE BEWEGUNGSABFOLGEN NACH RIP®

1. Atemtechnik 47/11: https://youtube.com/shorts/7SyJvcRkB5k?feature=share
2. Bürstenmassage: https://youtu.be/Yy6cPJgzlvY
3. Bewegungsabfolge für MORO: https://youtube.com/shorts/LPasxCPGgM0?feature=share
4. Bewegungsabfolge FLR: https://youtu.be/L4byQ_RP-3E
5. Vortrag Dr. Meyers zu ADS und Restreflexen: https://youtu.be/Rr31xwNBlhE
6. Vortrag Dr. Meyers zu Restreflexen: https://youtu.be/sr7c-OlpDek
7. Reflexintegrationsprogramm Website mit Infos und Ausbildungsangeboten: https://www.reflexintegrationsprogramm.de/

WEITERE LINKS ZUM THEMA

1. Interview Dr. Robert Melillo zum Thema Persistierende frühkindliche Reflexe (auf Englisch), https://youtu.be/5r4EBVvBRvo

2. Dr. Robert Melillo, primitive reflexes, Techniken zur Untersuchung der Reflexe und der Brain Balance Behandlung mit Demonstrationen, https://www.youtube.com/watch?v=Zm3VYLGWjzw&t=33s

WEITERE BÜCHER VON DR. MEYERS

ADS ist heilbar, GTVH, 8.2019, ISBN 9783579014753
https://www.amazon.de/dp/3579014757

Dieses Buch räumt mit drei Irrtümern, die die Aufmerksamkeitsdefizitstörung betreffen, auf. Erstens zeigt es: ADS ist keine Modediagnose, sondern eine Erkrankung, an der viele Menschen leiden. Sie ist zweitens objektiv diagnostizierbar. Und drittens schließlich: ADS ist heilbar!

Aber ADS verschwindet nicht von allein. Das Gehirn hat nur unzureichende Lernfortschritte machen können und dies bedingt das Störungsbild. Dieses Buch stellt ein neues Konzept in der Diagnostik und Therapiebegleitung vor. Es erklärt, wie es gelingt, eine Weiterentwicklung des Gehirns zu fördern und Betroffenen ein gesundes Leben zu ermöglichen. Endlich Klarheit für verzweifelte Eltern und Betroffene Die Selbstheilungskräfte des Gehirns erkennen und fördern Die Ergebnisse aus jahrzehntelanger therapeutischer Praxis

(Über)Leben mit Reflexen - Band 1 - Fallvorstellungen für eine effektive Behandlung, 2.2021, (3. Auflage 06.2023), Verlag für Sozialpsychiatrie, ISBN 978-3910794009

Reflexe bilden sich in den ersten Wochen der Schwangerschaft und dienen dem Schutz des Ungeborenen. Sie sind zuständig für das Überleben in Schwangerschaft, helfen bei der Geburt und schützen das Überleben im ersten Lebenshalbjahr. Danach sollten sie integriert werden und willentlich gesteuerten Reaktionen den Vorrang einräumen. In meiner über 30jährigen

Praxis als Kinder- und Jugendpsychiater sehe ich eine Vielzahl von Kindern, Jugendlichen und auch Erwachsenen, bei denen diese Integration nicht oder nur unvollständig erfolgt ist (immer dann, wenn es in der Schwangerschaft, bei der Geburt oder in den ersten Lebensmonaten Komplikationen gegeben hat). Dies führt dann oft zu körperlichen und seelischen Problemen wie u.A. affektiven Störungen wie Angst oder Impulsivität, Wahrnehmungsstörungen wie ADS/ADHS oder Schulleistungsproblemen (Dyskalkulie oder LRS) und bahnt in vielen Fällen psychische Erkrankungen, die bis ins Erwachsenenalter andauern. Dabei gibt es seit Langem Behandlungsmöglichkeiten im Rahmen einer Neurophysiologischen Entwicklungsförderung, die innerhalb einer überschaubaren Zeit von 1-2 Jahren Linderung bringen und dann langfristige psychiatrische Behandlungen überflüssig machen können. Das Buch schildert die Hintergründe und führt den interessierten Arzt auch kurz in eine orientierende Untersuchungstechnik ein. Mein Buch richtet sich an Betroffene, Eltern, Pädagogen, Therapeuten und Ärzte und schildert exemplarisch viele Einzelfälle zu unterschiedlichen Symptomatiken im Zusammenhang mit Restreflexen und zitiert auch Erfahrungsberichte von Betroffenen und ihren Eltern.

(Over)leven met reflexen: Voordeel en lijden aan aanhoudende reflexen in de vroege kinderjaren, 6.3.2021, ISBN-13: 979-8717789356

Reflexen vormen zich in de eerste weken van de zwangerschap en dienen ter bescherming van het ongeboren kind. Ze zijn verantwoordelijk voor het overleven tijdens de zwangerschap, helpen bij de bevalling en beschermen de overleving in de eerste zes maanden van hun leven. Vervolgens moeten ze worden geïntegreerd en voorrang geven aan opzettelijk gecontroleerde reacties. In mijn meer dan 30 jaar praktijk als kinder- en jeugdpsychiater zie ik een groot aantal kinderen, adolescenten en zelfs volwassenen die hier niet of slechts onvolledig in zijn geïntegreerd (telkens als er complicaties zijn tijdens de zwangerschap, bij de geboorte of bij de eerste paar maanden van leven heeft gegeven). Dit leidt dan vaak tot fysieke en mentale problemen zoals Affectieve stoornissen zoals angst of impulsiviteit, perceptuele stoornissen zoals ADD / ADHD of schoolprestatieproblemen (dyscalculie of lees- / spellingsproblemen) en in veel gevallen maakt het de weg vrij voor psychische aandoeningen die tot in de volwassenheid voortduren. In het kader van neurofysiologische ontwikkelingsondersteuning zijn er al lange tijd behandelingsmogelijkheden die binnen een beheersbare tijd van 1-2 jaar verlichting kunnen brengen en vervolgens langdurige psychiatrische behandelingen overbodig kunnen maken. Het boek beschrijft de achtergrond en laat de geïnteresseerde arts kort kennismaken met een oriënterende onderzoekstechniek.Mijn boek is bedoeld voor de getroffenen, ouders, opvoeders, therapeuten en artsen en beschrijft vele voorbeelden van individuele gevallen die verband houden met verschillende symptomen in verband met resterende reflexen en citeert ook getuigenissen van de getroffenen en hun ouders. Het boek is het eerste deel van een reeks, het tweede deel, dat naar verwachting in 2021 verschijnt, gaat in detail in op de onderzoeks- en behandelingstechniek, die we uitgebreid hebben herzien met deels nieuwe oefeningen als trainingssjabloon voor artsen en therapeuten.

Live or die: Persisting Primitive Reflexes Cause Emotional Problems or ADHD, 3.2021, ISBN-13: 979-8583766956

Reflexes form in the first few weeks of pregnancy and serve to protect the unborn child. They are responsible for survival during pregnancy, help with childbirth and protect survival in the first six months of life. Then they need to be integrated and prioritize intentionally controlled responses. In my more than 30 years of practice as a child and adolescent psychiatrist, I see a large number of children, adolescents and even adults who are not or only partially integrated (when there are complications during pregnancy, at birth or in the first six months of life) . This often leads to physical and mental problems such as i.e. affective disorders such as anxiety or impulsiveness, perception disorders such as ADD/ADHD or school performance problems (dyscalculia or reading/spelling difficulties) and in many cases paves the way for mental illnesses that last into adulthood. There have long been treatment options within the framework of neurophysiological development support that can bring relief within a reasonable period of 1-2 years and then make long-term psychiatric treatments superfluous. The book describes the background and also briefly introduces the interested doctor to an orienting examination technique. My book is aimed at those affected, parents, educators, therapists and doctors and describes many individual cases of different symptoms in connection with residual reflexes and also quotes reports from those affected and their parents. The book represents the first volume in a series. The second part deals in detail with the examination and treatment technique, which we have extensively revised with some new exercises as training templates for doctors and therapists.

(Over)Living with Reflexes, RIP® Reflex Integration Program, independently published 4.3.2023, ISBN13: 979-8385818709

Volume 2 in the Series about the importance of primitive preborn reflexes.
RIP® - Reflex Integration Programm
The book points to the importance of early childhood reflexes in our life and survival. However, persistent reflexes can also have a disruptive influence and lead to suffering and clinical disorders, which we have seen in more than 30 years of practice as a child and adolescent psychiatrist and mototherapist. Our new treatment program that has been tried and tested in our practice as part of a neurophysiological development promotion which will have a positive influence. This book describes how doctors and therapists examine the persistence of early childhood reflexes and, as a companion book to a training program we offer in the REFLEX INTEGRATION PROGRAM (RIP) for therapists (psychologists, doctors, motopedists, occupational therapists and physiotherapists) and for distribution to clients, who want to

help themselves or their relatives to integrate body, mind and soul.
Volume 1: "Live or Die", ISBN-13: 979-8583766956

ADHD IS CURABLE: precise diagnosis - optimized outcome, 1.2022, ISBN-13: 979-8404994049

Why do I propose another book on AD(H)D? Because the published „state of the art "still is devastating, when you look on the numbers affected and the general treatment outcome. The topic is in increasing demand with experts and laymen as well.

Imagine millions of people affected by ADD or ADHD with grave consequences for their lives and families.

And there is a cure for ADHD that is now available in an updated version for your MD, when he/she decides to follow my principles for precise diagnosis and therapy controls.

This book does away with three misconceptions about attention deficit disorder. First, it shows: ADHD is not a fashion diagnosis, but a disease that many people suffer from. Secondly, it can be objectively diagnosed. And finally, thirdly: ADHD is curable!

But ADHD does not vanish on its own. The brain has yet been able to make insufficient learning progress, and this causes the disorder. This book introduces a new concept in diagnostics and therapy support. It explains how it is possible to promote the further development of the brain and enable those affected to lead a healthy life.

TDAH ES CURABLE: diagnóstico preciso - resultado optimizado, 2.2022, ASIN: B09RV9K1ZQ (e-book)

El trastorno por déficit de atención e hiperactividad (TDAH) es una afección crónica que afecta a millones de niños y a menudo continúa en la edad adulta. El TDAH incluye una combinación de problemas persistentes, tales como dificultad para mantener la atención, hiperactividad y comportamiento impulsivo.

Este libro aclara tres conceptos erróneos sobre el trastorno por déficit de atención. En primer lugar, muestra que el TDA no es un diagnóstico de moda, sino una enfermedad que padecen muchas personas. En segundo lugar, es objetivamente diagnosticable. Y finalmente, en tercer lugar: ¡TDAH es curable! Pero TDAH no desaparecerá por sí solo. El cerebro solo ha podido hacer un progreso de aprendizaje insuficiente y esto causa el trastorno. Este libro introduce un nuevo concepto en diagnóstico y apoyo a la terapia. Explica cómo es posible promover un mayor desarrollo del cerebro y permitir que los afectados lleven una vida saludable. Claridad al fin para padres desesperados y afectados Reconocer y promover los poderes de autocuración del cerebro. Los resultados de décadas de práctica terapéutica.

OPATUS CPTa – Neue Wege in präziser Diagnostik und Therapiebegleitung für optimierte Behandlungsergebnisse bei ADHS und anderen neuropsychiatrischen Erkrankungen, 8.2022, ISBN 9798842567416

2. revidierte Auflage 12.2022

Der OPATUS CPTa misst objektiv Impulsivität, Aktivität und Unaufmerksamkeit (was zufälligerweise die Kernsymptome bei ADHS sind). Es ist dann dem Kliniker überlassen, zu entscheiden, warum/wie diese Entitäten/Parameter ihm/ihr dabei helfen können, dem Patienten am besten zu helfen in Form einer Diagnosefindung oder zur Kontrolle von Behandlungen.

Dies eröffnet auch Einsatzbereiche bei anderen Indikationen wie geistiger Ermüdung, Parkinson, Schizophrenie oder Beurteilungen hinsichtlich der Aufmerksamkeit, beispielsweise nach Gehirnerschütterungen oder anderen hirnorganischen Affektionen.

Darüber hinaus ermöglicht das System das Testen in realen Situationen, beispielsweise während einer Unterrichtsstunde in der Schule. Für mobile Untersuchungen kann der CPTa problemlos z.B. auch an Arbeitsstätten, in Schulen oder vom Patienten zuhause zum Testen eingesetzt werden. Dies bedeutet, dass die Untersuchung in realistischer Umgebung durchgeführt wird und falsch positive oder negative Ergebnisse reduziert werden können.

OPATUS CPTa: New ways in precise diagnostics and therapy support for optimized treatment results in ADHD and other neuropsychiatric disorders, August 2022, ISBN 979-8847115193

The OPATUS CPTa objectively measures impulsivity, activity and inattention (which happen to be the core symptoms of ADHD). It is then up to the clinician to decide why/how these entities/parameters can help him/her to best serve the patient in terms of diagnosis or to guide treatments. This also opens up areas of application for other indications such as mental fatigue, Parkinson's disease, schizophrenia or assessments of attention, for example after concussions or other organic brain disorders.

For mobile examinations, the CPTa can also be used at work, at school or by the patient at home under clinical guidance. This means that the examination is carried out in a realistic environment and false positive or negative results can be reduced.

The test has CE certification in the EU since 2018.

AUTISMUS (ASS): Neues Verständnis des Störungsbildes, 08.2022, ISBN 979-8844172229

Der Begriff Autismus (aktuell sprechen wir besser von einer Autismus Spektrum Störung - ASS) ist schon seit Jahrzehnten in der Fachwelt und zunehmend unter dem Begriff „Neurodiversität“ in den Medien, und trotzdem nach wie vor schwer zu greifen.

Dabei haben sich in den letzten Jahren deutliche Verschiebungen in der Sichtweise ergeben, die Auswirkungen haben sowohl auf die Diagnostik als auch und insbesondere auf die Wege, die in der Behandlung gesucht werden und weiter auszubauen sind.

In meiner über 30-jährigen Erfahrung in der Psychiatrie und Kinder- und Jugendpsychiatrie, als Arzt in Kliniken und Universitätskliniken und seit 29 Jahren niedergelassen mit einer Sozialpsychiatrischen Praxis für Kinder- und Jugendpsychiatrie in Dorsten, NRW, und einer Privatpraxis für Kinder, Jugendliche und Erwachsene mit dem Schwerpunkt Diagnostik, Coaching und Psychotherapie in Hamburg habe ich diese Entwicklung eng verfolgt und meine eigenen Sichtweisen und auch das diagnostische und therapeutische Vorgehen grundlegend ändern müssen.

Dabei stehen wir aktuell mitten in einem Prozess, der durch rasante Fortschritte in der Hirnforschung gekennzeichnet ist, die unsere Sichtweise weiter voranbringen wird.

Dieses Buch soll dem interessierten Laien genauso wie der Fachperson Anregungen geben und auch Hoffnung vermitteln.

Denn in vielen Fällen – natürlich nicht bei den Schwerstbetroffenen – sind erhebliche Veränderungen zu erreichen, die Auswirkungen auf den Lebensweg und vorrangig auf die gesellschaftliche Integration der Betroffenen haben werden.

AUTISM (ASD): NEW UNDERSTANDING OF THE DISORDER, 12.2022, ISBN 979-8370018312

The term autism (currently we better speak of autism spectrum disorder - ASD) has been in the professional world for decades and is increasingly used under the term "neurodiversity" in the media, and is still difficult to grasp.

There have been significant shifts in perspective in recent years, which have an impact on both diagnostics and, in particular, the ways that are sought in treatment and that need to be further expanded. In my more than 30 years of experience in psychiatry and child and adolescent psychiatry, as a doctor in clinics and university clinics and for 29 years established with a social psychiatric practice for child and adolescent psychiatry in Dorsten, NRW, and a private practice for children, adolescents and adults with a focus on diagnostics, coaching and psychotherapy in Hamburg, I followed this development closely and had to fundamentally change my own perspective and also the diagnostic and therapeutic approach.

We are currently in the middle of a process that is characterized by rapid advances in brain research that will further advance our perspective. This book is intended to give the interested layman as well as the specialist suggestions and also convey hope. Because in many cases – of course not in the case of the most severely affected – significant changes can be achieved that will have an impact on the life path and primarily on the social integration of those affected.

Leben, Liebe, Leidenschaft: Band 1, 7.2021, ISBN-13 : 979-8535319674

Leben, Lieben, Leidenschaft ist der Titel meiner ersten Gedichtsammlung und mit Photographien, die entstand in der Zeit von 2004-2007, einer Zeit, die geprägt war von Trauer, Abschied und Neuanfang, wobei mich im Rückblick diese tiefen Gefühle reifer, ehrlicher mit mir selbst und anderen gemacht haben und mir geholfen haben in der Auseinandersetzung mit mir selbst zu neuer Kraft, zu neuen Zielen und zu einem Ja zum Leben und Überleben zu finden.

Leben, Liebe, Leidenschaft: Band 2, 7.2021, ISBN-13: 979-8535334608

Leben, Lieben, Leidenschaft, Gedichte und Photographien.

SCHREIB DICH GESUND: WIE DU DIR IN EINER LEBENSKRISE SELBST HELFEN KANNST – 2. Juli 2023, ISBN 13: 978-3910794047, Verlag für Sozialpsychiatrie

Schreiben zu üben heißt auch, sich mit seinem ganzen Leben auseinanderzusetzen.

Sinn macht schriftliches Nachdenken z.B. in den folgenden Situationen:

Wenn ich eine Entscheidung fällen will oder muss und verwirrt bin und wenn ich vielleicht nicht weiß, wie ich mich entscheiden soll.

Wenn ich herausfinden will, was mit mir los ist. Wenn ich gefühlsmäßig nicht so gut drauf bin und gar nicht weiß, wieso.

Wenn ich das Gefühl habe, dass sich mein Leben nicht so entwickelt, wie ich es gerne möchte.

Wenn ich ein Problem lösen oder ein Ziel erreichen will und irgendwie nicht vorankomme oder mich irgendetwas blockiert.

Oder sogar als tägliche Übung. Das wäre dann quasi ein Tagebuch in dem ich festzuhalte, wo ich gerade stehe.

Studien zufolge kann uns therapeutisches Schreiben dabei helfen:

- Heilen Sie von körperlichen oder emotionalen Schmerzen
- Stress reduzieren
- Stärken Sie das Immunsystem
- Stimmung ändern
- Verstehen Sie unsere Vergangenheit
- Erholen Sie sich von einem Trauma
- Verarbeiten Sie unsere Lebenserfahrungen
- Unsere persönliche Geschichte verstehen und integrieren
- Organisieren Sie unser Leben
- Beschäftige dich mit unserem sozialen Leben

- Erzielen Sie bessere Leistungen bei der Arbeit, in der Schule oder im Studium
- Erhöhen Sie die Chancen, einen Job zu finden

„In Momenten der Ekstase, in Momenten der Verzweiflung

das Tagebuch bleibt ein teilnahmsloser, stiller Freund,

immer bereit zu coachen, zu konfrontieren, zu kritisieren, trösten.

Sein Potenzial als Werkzeug

für ganzheitliche psychische Gesundheit ist unübertroffen."

(Adams, 1998)

Tourette Syndrom verstehen und ganzheitlich behandeln: Ein Plädoyer für Akzeptanz und Teilhabe – 30. September 2023, ISBN13: 978-3910794061, Verlag für Sozialpsychiatrie

Review: Es ist ein Buch, das nicht nur erklärt, wie sich die von diesem Syndrom betroffenen Menschen fühlen und all die alltäglichen Probleme und möglichen Behandlungen beschreibt, sondern auch von all den Konflikten erzählt, mit denen die Patienten konfrontiert sind. Ganz einfach, weil die Politik des Gesundheitssystems bei der Behandlung von Patienten keine teuren Medikamente in Betracht zieht und sogar so weit geht, Ärzte zu bestrafen, wenn sie ein sehr teures Medikament verschreiben, das aber bei der Behandlung des Patienten wirklich wirksam ist. Das führt dazu, dass viele

Ärztinnen und Ärzte sich weigern, Patienten mit Tourette-Syndrom zu behandeln, aus Angst vor Geldstrafen und dem Bankrott ihrer Praxis. Ein Teufelskreis, den Dr. Meyers klar benennt.

Das Buch gibt einen guten Überblick über das aktuelle Verständnis von Tics und Tourette Syndrom. Endlich verstehe ich, dass es sich nicht unbedingt um eine lebenslange Erkrankung handeln muss. Vor allem ist interessant, dass es neue nicht-medikamentöse Behandlungsansätze gibt, wie beispielsweise die Therapie frühkindlicher Reflexe durch Bewegungsübungen, die man zuhause durchführen kann. Auch finde ich gut, dass endlich Möglichkeiten aufgezeigt werden, wie man die besten Medikamente bekommen kann, die von den Leitlinien empfohlen werden, aber in Deutschland nur auf Antrag von der Krankenkasse erstattet werden. Sehr hilfreich ist dabei ein Musterantragsschreiben, das der behandelnde Arzt verwenden kann. Hoffnung macht auch, dass die Rechtsprechung in Deutschland selbst an einer Veränderung der Lage von an Tourette Betroffenen interessiert ist - und dass offensichtlich viele Krankenkassen inzwischen ihre abblockende Haltung zur Kostenübernahme verändert haben.

Das Tourette-Syndrom hat in den letzten Jahren, zumindest unter Jüngeren, einen erheblichen medialen Aufschwung erhalten. So hat allein der YouTube-Kanal "Gewitter im Kopf – Leben mit Tourette" aktuell über 2,1 Millionen Abonnenten (Stand 26.01.2023). Trotzdem tut sich sowohl in therapeutischer als auch in rechtlicher Hinsicht für die

Betroffenen nur wenig. Wenn es zudem einige Bemühungen geben mag, das Tourette-Syndrom und andere Tic-Störungen weiter zu entstigmatisieren, so gilt der Dank hierfür in erster Linie den Betroffenen und ihren Angehörigen selbst. In diesem Sinne könnte der Titel dieses Buches - (K)eine Lobby für Tourette (=alter Arbeitstitel) – nicht passender gewählt sein. Es verharrt nicht in einfachen Symptombeschreibungen, sondern behandelt vor allem neben rechtlichen Aspekten auch ganzheitliche Therapie- und Entwicklungskonzepte. Genau dies sind die Themen, welche aus den oben genannten Gründen für gewöhnlich zu kurz kommen. Autor Dr. Ralph Meyers schreibt dabei weder von oben herab noch bleibt er emotional unbeteiligt – er ergreift Partei. Genau das ist es, was Menschen mit Tourette und anderen Beeinträchtigungen aktuell dringend brauchen.

NEUROPLASTIZITÄT: EIN KONZEPT UM VERSCHIEDENE STÖRUNGSBILDER BESSER ZU VERSTEHEN UND ZU BEHANDELN – 2. August 2024, ISBN13: 978-3910794108, Verlag für Sozialpsychiatrie

Neuroplastizität ist ein Konzept, das beschreibt, wie das Gehirn seine Funktionsweise an neue Erfahrungen anpasst. Es ist ein wichtiger Faktor für die Entwicklung und Anpassung des Gehirns, aber es kann auch zu Problemen führen, wenn es im Zusammenhang mit bestimmten neurologischen Störungen wie Autismus, Ticstörungen, ADHS und Hypersensitivität nicht richtig funktioniert.

Das Konzept der Nutzung von vorhandener Neuroplastizität bringt uns Mediziner sozusagen wieder zurück auf den Boden. Es macht uns ehrfürchtig und gibt uns das Vertrauen in die Schöpfung zurück, das wir vielleicht im Überschwang der Forschungsergebnisse in den letzten Jahren verloren haben.

Wir wollen damit nicht behaupten, dass wir uns zurücklehnen sollten und der Natur den Lauf der Dinge überlassen.

Das Gegenteil ist der Fall: je mehr wir verstehen von der Funktionsweise des Körpers und speziell des Gehirns, umso mehr werden wir in der Lage sein, Synergien zu nutzen und dem Körper helfen, sich selbst zu heilen, indem er sich weiterentwickelt.

Diese Fähigkeit des Körpers ist allerdings von je her vorhanden und muss nicht neu erfunden werden.

Die Medizin kann allerdings mithelfen, Hemmnisse zu identifizieren, die dem Körper eine gesunde Weiterentwicklung bislang noch verhindert haben und, indem man sie beseitigen hilft, Tore zu eröffnen, die dann von der Neuroplastizität genutzt werden.

Dies ist ein faszinierendes Thema, mit dem wir uns nicht nur in der Neurologie und Psychiatrie beschäftigen, sondern das inzwischen dabei ist, auch in andere Fachgebiete Einzug zu halten.

Neuroplasticity – Future of Therapy, 1.2025, ISBN13: 978-3910794122, Verlag für Sozialpsychiatrie

Neuroplasticity describes how the brain adapts its functioning to new experiences. It is an important factor in brain development and adaptation, but it can also cause problems if it does not function properly in the context of certain neurological disorders such as autism, tic disorder, peristent primitive reflexes, ADHD or hypersensitivity.
The concept of using existing neuroplasticity brings us back down to earth. It leaves us in awe and restores the faith in a creation that we may have lost in the exuberance of research results in recent years.
But, the more we understand how the body and especially the brain works, the more we will be able to use synergies and help the body heal itself by evolving.
This ability of the body has always existed and does not need to be reinvented.
Now, medicine can help to identify obstacles that have previously prevented the body from healthy further development and, by removing them, help to open gates that are then used by neuroplasticity.
This is a fascinating topic that we not only deal with in neurology and psychiatry, but is now also finding its way into other disciplines.

Psychiatry and Neuroscience Update – Vol. V, Addiction: From Laboratory and Anthropology to Clinical Practice, Editors: ? Pascual Ángel Gargiulo, Humberto Luis Mesones-Arroyo, pp.629-638: R. Meyers: Early Detection and Treatment Options for Psychosis in Transition from Childhood to Adolescence: A

Review About Three Decades of Psychiatric Clinical Experience, 29.12.2024, ISBN: 978-3031722189, Springer Nature

This book offers a multidisciplinary approach to the phenomenon of addiction, including a discussion of its anthropological, neurological, psychiatricand social aspects. The editors have maintained this multidisciplinary criterion since the first volume of the Psychiatry and Neuroscience Update collection. Approaching a topic from multiple points of view guides the mentality to open to biological and psychological relationships and facilitates translational extrapolations. The ability to establish relationships, closer or more distant, but always binding, is thus stimulated, whether for study, research or the interpretation of clinical reality.

As in previous volumes, the book opens with a part dedicated to anthropological and philosophical aspects, thus ensuring the validity of the humanistic aspect. Intersubjectivity, epistemological reflections, the meaning of ecstasy, and philosophical reflection leading to therapy are explored. Part 2—From Basic Neurosciences to Human Brain—presents a set of basic investigations with high translational content. This corresponds with the editors' intention to build bridges, here between the basic and the clinical, favoring the translational. Chapters present topics of interest to both fields, such as the neurobiology of addictions, cocaine, and benzodiazepines. Part 3 establishes links between neurosciences, learning, teaching, and the social environment. It begins with a chapter on executive functioning before discussing excessive use of computer technology and educational interventions for patients with alcohol addiction. The fourth part of the book attempts to explain pathological human behavior. It is about establishing links between brain disorders and diseases in the strict sense. Among other topics, chapters deal with cognitive dysfunction in addiction, neuroimaging, and stigma around substance use disorders.

Psychiatry and Neuroscience Update: Addiction: From Laboratory and Anthropology to Clinical Practice – Vol. V was edited and authored by a multidisciplinary group of authors and will be vital for an equally multidisciplinary group of readers: psychiatrists, psychologists, neuroscientists, and any other clinician or researcher that is interested in addictions. Those in the humanities, particularly anthropologists and philosophers, will find the first part of great interest.

In part 49 Dr Ralph Meyers brings in his chapter 30 years of psychiatric clinical experience on the subject of early detection and treatment options for psychosis in transition from childhood to adolescence. He remembers that in the 1980s they worked with young adults with psychosis. Very often they had a history of drug abuse. They worked with limited medications, and there were concepts that were not clearly established. They decided to start with a systemic therapy concept. This took place in a room with psychotic patients aged 18 to 30 years. A training programme was established to bring them closer to a healthier life. At that time, there was no experience combining individual therapies and education for the patient's family. These and other limitations of adult psychiatry led the author to dedicate himself to child and adolescent psychiatry. In this subspecialty, family therapy was used to make diagnoses earlier and improve the results obtained in adult psychiatry. In this chapter, Dr Meyers provides a case list of patients from his interesting personal experience. He also introduces the importance of detecting siblings with psychosis, and establishes individual relationships with drug consumption. He mentions a Canadian study and another German study on psychosis and drug use. Relationships between adult psychiatry and child and adolescent psychiatry are proposed. This is a chapter of high clinical value written by an experienced professional.

WEITERE BÜCHER VON RENATE HOHMANN

Emma im Spiegel, ISBN 13: 978-3948342821, verrai-verlag, 6.23

„Sucor" oder „Schattenbehälter" ist das althochdeutsche Wort für Spiegel und es weist darauf hin, dass ein Spiegel mehr als nur eine Projektionsfläche für das eigene Äußere oder Hilfsmittel fürs Ausleben der eigenen Eitelkeit ist. Und so wird der Spiegel, auf dem für Emma, die Protagonistin dieser Erzählung, ihr ganzes Leben von der Kindheit bis ins reife Alter kondensiert, zu einer Metapher für das Unaussprechliche und Unausgesprochene, für die Dinge, die im scheinbaren Schutze der Nacht passieren – oder dann, wenn das Kind sich selbst überlassen ist. Meist geschehen sie dann, wenn im Sommer der „Onkel" auf Urlaub da ist, aber ihre Auswirkungen reichen weit über diese Zeit hinaus und gleich den Tentakeln einer Krake drohen sie das Mädchen, wo immer es sich befindet, einzufangen und für alle Zeit an sich zu fesseln. Jahrzehnte später, nach Auflösung des elterlichen Haushalts, findet der Spiegel seinen Platz im Garten und wird für Emma zum Werkzeug schonungslos ehrlicher Selbstbetrachtung und Selbsterkenntnis. Wird es ihr gelingen, sich von den Schatten der Vergangenheit, die der Spiegel konserviert hat, zu befreien?

Allen Schattenthemen zum Trotz: Mit „Emma im Spiegel" ist Renate Hohmann eine Erzählung von großer Poesie und atmosphärischer Dichte gelungen. Man wünscht dem Buch eine weite Verbreitung.

Gestatten, Hüter ... die Natur hat mich beauftragt für Sicherheit zu sorgen! 06.2023, ISBN13:

Für dieses Buch trage ich den Namen Hüter, er ist so passend, wie aus dem Hut gezaubert, ich bin eine Metapher. Mit ihrer Hilfe erzeuge ich ein Bild, das auf bestimmte Aspekte hin interpretiert werden kann und somit eine Bedeutung erhält.

Haltgebende Sicherheit ist das, was wir Hüter unseren Menschen, unseren „Orten" wünschen.

Wir arbeiten autonom an der Sicherheit, aber das Erkennungsmaterial in unseren Werkzeugkoffern liefert jeder einzelne Mensch über seine Erfahrungen in und mit dem Leben.

Jetzt liegt es nahe zu denken „ja, dann kann der Mensch ja nicht viel daran ändern?“

Genau das kann nicht so stehen bleiben, jeder kann sein Werkzeug nutzen, sein naturgegebenes Werkzeug, seine Sinne.

Der Mensch kann viel erreichen, wenn er sich Zeit nimmt, den Moment wahrzunehmen, alle Sinne zum Einsatz zu bringen, die für den Moment offen sind, mit allen Sinnen die Welt zu erleben, Erfahrungen zu machen.

Made in United States
North Haven, CT
05 November 2026

21766908R00096